T0129722

essentials

essentials liefern aktuelles Wissen in konzentrierter Form. Die Essenz dessen, worauf es als „State-of-the-Art" in der gegenwärtigen Fachdiskussion oder in der Praxis ankommt. *essentials* informieren schnell, unkompliziert und verständlich

- als Einführung in ein aktuelles Thema aus Ihrem Fachgebiet
- als Einstieg in ein für Sie noch unbekanntes Themenfeld
- als Einblick, um zum Thema mitreden zu können

Die Bücher in elektronischer und gedruckter Form bringen das Fachwissen von Springerautor*innen kompakt zur Darstellung. Sie sind besonders für die Nutzung als eBook auf Tablet-PCs, eBook-Readern und Smartphones geeignet. *essentials* sind Wissensbausteine aus den Wirtschafts-, Sozial- und Geisteswissenschaften, aus Technik und Naturwissenschaften sowie aus Medizin, Psychologie und Gesundheitsberufen. Von renommierten Autor*innen aller Springer-Verlagsmarken.

Weitere Bände in der Reihe http://www.springer.com/series/13088

Andreas Leschnik

Emotionale Kompetenzen

Grundlagen, Clinical Reasoning und Interventionen im Kindes- und Jugendalter

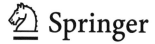 Springer

Andreas Leschnik
Großrosseln, Deutschland

ISSN 2197-6708   ISSN 2197-6716   (electronic)
essentials
ISBN 978-3-658-34566-2   ISBN 978-3-658-34567-9   (eBook)
https://doi.org/10.1007/978-3-658-34567-9

Die Deutsche Nationalbibliothek verzeichnet diese Publikation in der Deutschen Nationalbibliografie; detaillierte bibliografische Daten sind im Internet über http://dnb.d-nb.de abrufbar.

Planung/Lektorat: Eva-Maria Kania
Springer ist ein Imprint der eingetragenen Gesellschaft Springer Fachmedien Wiesbaden GmbH und ist ein Teil von Springer Nature.
Die Anschrift der Gesellschaft ist: Abraham-Lincoln-Str. 46, 65189 Wiesbaden, Germany

Was Sie in diesem *essential* finden können

- Grundlagen emotionaler Kompetenz bei Kindern und Jugendlichen
- Definitionen von emotionalen Störungen nach der ICD-10, dem Multiaxialen Klassifikationsschema und der ICF-CY
- Ein hypothetisch-deduktives Clinical Reasoning bei Kindern und Jugendlichen mit emotionalen Verhaltensauffälligkeiten
- Interventionsmöglichkeiten bei Kindern und Jugendlichen mit emotionalen Verhaltensauffälligkeiten

Inhaltsverzeichnis

Einleitung

Der größte Teil der Fachliteratur beschäftigt sich zum einen mit der Definition von Emotionen und zum anderen Teil damit, was emotionale Entwicklung und Kompetenzen sind. Die Diagnostik in diesen Fachbüchern ist zum größten Teil so aufgebaut, dass die Einbettung zur ICF oftmals fehlt. Ein Clinical Reasoning ist so gut wie überhaupt nicht in diesen Fachliteraturen zu finden. Das Clinical Reasoning ist in Amerika schon lange Standard bei der Erhebung von Diagnosen. In Deutschland steckt dieser Prozess noch in den Kinderschuhen. Die Kombination der ICD-10 und ICF, die nach Empfehlung der WHO beide in Kombination eingesetzt werden sollen, werden in Deutschland nur partiell und nicht flächendeckend eingesetzt. Im Gegensatz zu Österreich, wo vor 10 Jahren die Kombination ICD-10 und ICF als Standard eingeführt wurde, ist diese deutschlandweit noch nicht etabliert. Daraus resultiert bei den meisten Diagnosen in Deutschland, die gestellt werden, dass sie unvollständig sind, weil die ICF nicht berücksichtigt wurde. Doch wie will man eine adäquate Therapie aufbauen, wenn zum einen die Klassifizierung der ICD-10 teilweise unvollständig ist und zum anderen Funktionen, Aktivitäten, Partizipation und Umweltfaktoren nicht berücksichtig und klassifiziert werden? Da die ICD-10 an sich selbst den Anspruch hat, nur eine Therapieidee zu entwickeln, kann das Resultat daraus nur sein, dass die Therapie bei einigen Krankheitsbildern, wie auch bei der emotionalen Störung unspezifisch bleibt. Daraus entstehen dann s. g. Trainingsprogramme die Mischtherapien aus Hemmung von impulsiven Verhalten, Regulierung von Emotionen, Entwickeln von emotionalen und sozialen Kompetenzen zur Stressbewältigung sind. Dieses essential soll aufzeigen, welche aktuellen wissenschaftlichen Grundlagen es zu emotionalen Kompetenzen gibt, welches Clinical Reasoning sinnvoll ist und Interventionsmöglichkeiten vorstellen.

© Der/die Autor(en), exklusiv lizenziert durch Springer Fachmedien Wiesbaden GmbH, ein Teil von Springer Nature 2021
A. Leschnik, *Emotionale Kompetenzen*, essentials,
https://doi.org/10.1007/978-3-658-34567-9_1

Aktueller Wissenstand

In der Wissenschaft ist es umstritten, was genau Emotionen sind. Eine Begriffs-bestimmung scheitert in der Wissenschaft schon daran, dass man sich nicht einig ist, welchen Ansatz man für die Definition von Emotionen nehmen soll. Zur Diskussion stehen:

- Evolutionstheoretische Ansätze
- Psychoanalytische Ansätze
- Psychophysiologische Ansätze
- Ausdruckstheoretische Ansätze
- Kognitionstheoretische Ansätze
- Attributionstheoretische Ansätze
- Einschätzungstheoretische Ansätze
- Sozial-konstruktive Ansätze

Meyer et al. (2008) haben über diese Ansätze ein „dreibändiges" Lehrbuch mit dem Titel: Emotionspsychologie geschrieben. Daran lässt sich erkennen, dass Definition und das Erfassen von Emotionen nicht so einfach sind. Wir haben täglich 400 bis 1000 Gefühlszustände. Die Mikrosekunden, Sekunden, Minuten, Stunden, Tage oder bei Krankheitsverläufen, wie z. B. einer Depression oder Angststörung, Wochen, Monate und Jahre anhalten können. Hinzukommen bis zu 70 **Tausend** Gedankenimpulse, die das Gehirn täglich bearbeitet. Mag es da einen wundern, dass sich der eine oder andere Wissenschaftler in seinen Gefüh-len und Gedankenimpulsen selber verloren hat? Kennt das nicht ein jeder, dass man Gedanken verliert und man eigentlich gar nicht mehr weiß, was einen gerade aufgeregt hat, weil uns schon wieder 100 neue Gedanken durch den Kopf gehen? Es gehört zu Sinnesphysiologie dazu, Gefühle und Gedanken zu filtern und zu

© Der/die Autor(en), exklusiv lizenziert durch Springer Fachmedien Wiesbaden GmbH, ein Teil von Springer Nature 2021
A. Leschnik, *Emotionale Kompetenzen*, essentials,
https://doi.org/10.1007/978-3-658-34567-9_2

sortieren und zwar schon in Höhe unseres Hirnstamms im Bereich der Formatio reticularis. Was der Experte sofort erkennt ist, dass bei diesen Ansätzen der Blick eingeengt ist auf die Psychologie. Was ist mit der Neurologie und der Sinnesphysiologie? Was ist mit der biologischen Komponente und den Neurotransmittern und deren Zusammenspiel?

Stellen sie sich ein vierjähriges Mädchen vor: Lebendig, sehr temperamentvoll, sehr gute Ausdruckmöglichkeiten im sprachlichen Bereich, Grob- und Feinmotorik sind gut ausgebildet. Sehr selbstbewusst und möchte über alles bestimmen und autonom sein. Dies will dieses kleine Mädchen auch kompromisslos durchsetzen. Entwicklungsbedingt ist dieses Mädchen trotzig, um autonom zu werden. Wenn Sie diesem Kind nicht mit liebevoller, ruhiger und konstruktiver Konsequenz begegnen, sondern evtl. mit einem impulsiven Verhalten in Form einer erhöhten gereizten Stimme, dann passiert folgendes: Die Sinnesphysiologie des auditiven Systems ist primär erregend auf das Nervensystem. Im Übrigen sind 6 Sinnessysteme erregend bis auf die Rezeptoren in Muskeln, Gelenkkapseln und Sehnen – die wirken hemmend. In der Cochlea wird diese genervte Stimme in einem bestimmten Frequenzbereich abgespeichert und an das Gehirn weitergeleitet. Im Bereich der Formatio reticularis, wird entschieden, ob dieser Reiz relevant ist oder nicht und ob er noch mehr Erregung erhält und weitergeleitet wird oder nicht. Im oberen Bereich der Formatio reticularis, werden rudimentär noch andere Sinneseindrücke verarbeitet und miteinander verknüpft. D. h. wenn dieses Kind auch noch mit einer strengen Mine angeschaut wird und dazu einen erhobenen Zeigefinger sieht, wirkt dies noch mehr erregend auf das Kind ein. Diese hohe Erregung wird dann an den Thalamus und das limbische System weitergeleitet und erhält dort eine affektive Färbung. Am Ende werden dann diese affektiven Färbungen mit einem Verhalten auf dem Cortex als Repräsentation abgespeichert. Primär im rechten Lobus temporalis. Hier sammeln sich auch die Repräsentationen von Tonhöhe, Tonwahrnehmen und räumliche Harmonie, das musikalische Gedächtnis, das visuelle Gedächtnis und das Gesichtergedächtnis und werden schnell miteinander verknüpft. Hinzu kommt, wenn man impulsiv mit dem Kind umgeht, reagiert es primär mit einem Angriff- oder Fluchtverhalten. Dies löst eine sehr hohe Konzentration an Noradrenalin aus, welches weit verbreitet ist im ganzen Gehirn ist. Das bedeutet, dass das Kind sich entweder zurückzieht oder aber in Opposition geht. Wenn der Elternteil sein impulsives Verhalten erhöht und das Kind mit stärkerer Opposition reagiert, schraubt sich diese Spirale immer weiter nach oben, bis es eskaliert, über inadäquate Verhaltensmuster beider Parteien, um sich aus dieser Situation zu befreien. Dies alles ist mit sehr starken Emotionen verbunden. Nämlich mit Wut, Angst, Trauer, Ohnmacht und Hilflosigkeit. D. h. wenn man auf dieses Kind nicht hemmend einwirkt, mit einem liebevollen, ruhigen und konstruktiv-konsequenten Verhalten, wird dieses Kind immer unter einer zu hohen Transmitterausschüttung leiden. Bei dauerhafter Stresseinwirkung kann ein langfristig erhöhter Wert des anregenden Noradrenalins gemessen werden, während das dämpfende Serotonin bei gesteigertem Verbrauch zusätzlich durch die Belastung gehemmt wird. Dies verringert u. a. die Aufmerksamkeitsleistungen. Hinzu kommt noch die erhöhte Cortisol Ausschüttung durch den Stressbereich der Flucht- und Angriffssituation. Dauerhafte Noradrenalineffekte und Cortisolerhöhung können zum Burnout und zu Entzündungsreaktionen führen. Dies alles schwächt auf Dauer das Immunsystem und führt zu einer zentralen Erschöpfung. Außerdem wird dieses Verhalten, als Repräsentation im Cortex gespeichert und in ähnlichen Situationen wieder abgerufen. Am Ende wird diese Situation immer wieder abgerufen, weil sie zum einen verinnerlicht worden ist und zum anderen durch das niedrige Serotonin die Aufmerksamkeit auf Emotionen nicht gehalten werden kann. Deshalb kann es vorkommen, dass diese Menschen heftige Emotion provozieren.

Zur Zeit ist es allerdings und mit dem aktuellen Forschungsstand nicht möglich zu sagen: Wenn das o. g. Mädchen Schwierigkeiten z. B. in der Emotionsregulation hätte, welchen Entwicklungspfad sie einschlägt und welche Krankheit daraus entstehen könnte. Deshalb können wir jeden Fall nur als Einzelfall mit einem Hypothetisch-deduktiven Clinical Reasoning betrachten.

Eine veraltete Vorstellung, wie Emotionen entstehen können zeigt Abb. 2.1.

Wir können also nicht hergehen und eine oder mehrere Theorien einfach einem Kind oder einem Jugendlichen überstülpen. Denn 100 Kinder und Jugendliche haben 100 unterschiedliche Biografien. Sie haben alle eine unterschiedliche emotionale, soziale, motorische, neurophysiologische, neuropsychologische, psychologische, biologische und kulturelle Entwicklung erlebt. Aufgrund dessen scheint es sinnvoll, sich unterschiedliche Konzepte einmal näher anzuschauen.

Wenn wir uns das o. g. Fallbeispiel anschauen, dann könnten die emotionalen Kompetenzen des Mädchens und des Elternteils auffällig sein. Allerdings könnte

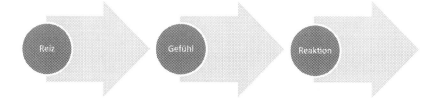

Abb. 2.1 Vereinfachte Darstellung: Entstehung von Emotion und Reaktion

das kleine Mädchen auch im Entwicklungsschub der Autonomie sein und einfach nur Selbstbestimmtheit und Autonomie ausprobieren. Wer Kinder hat, weiß genau als Elternteil, wie schnell man an seine eigenen emotionalen Kompetenzgrenzen stößt und das ist einfach nur menschlich. Die Kunst ist es, aus den Fehlern zu lernen und sein Verhalten immer wieder zu adaptieren.

Lewis (2007) ist der Auffassung, dass es eine zentrale Entwicklungsaufgabe sei, mit den eigenen Emotionen und den Emotionen von Mitmenschen kompetent umzugehen. Dazu bedarf es verschiedener Kompetenzen. Nach Rindermann (2009) sind folgende Emotionskompetenzen zu unterscheiden:

- Erkennen eigener Emotionen
- Erkennen von Emotionen anderer
- Regulation und Kontrolle eigener Emotionen
- Fähigkeit zum emotionalen Ausdruck
- Regulation und Verhalten mit den Emotionen anderer
- Reflektieren von Gefühlen

Diese Entwicklungsprozesse reichen weit in das Erwachsenenalter hinein.
Nach Petermann und Gust (2016) vollzieht sich die Entwicklung und Differenzierung grundlegender emotionaler Kompetenzen zwischen dem dritten und sechsten Lebensjahr. Für Petermann und Wiedebusch (2016) gehören die Fähigkeiten, die eigenen und die Gefühle anderer zu erkennen und zu benennen, Emotionen zu regulieren, Emotionen zu verstehen, Empathie zu empfinden und sich prosozial zu verhalten zu den emotionalen Kompetenzen.

Emotionale Kompetenz ist also Emotionsentwicklung beim Kind und beim Jugendlichen. Petermann und Gust (2016) unterteilen die emotionale Entwicklung in drei Bereiche:

1. Emotionswissen
Der Begriff „Emotionswissen" ist, wie oben erwähnt, ein Aspekt der emotionalen Kompetenz. Denham et al. (2007) definierten die emotionale Kompetenz über drei wesentliche Komponenten:

- Das *Erleben* von Emotionen (emotional experience).
- Das *Zeigen* von Emotionen (emotional expressivity).
- Das *Verstehen* von Emotionen (emotion understanding).

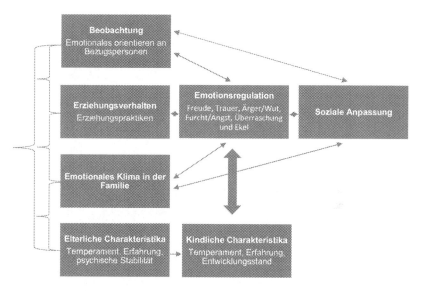

Abb. 2.2 Das Tripartite-Model. (Eigene Darstellung in Anlehnung nach Morris et al. 2007)

Zu der letzten Komponente (emotion understanding), die von Janke (2002) als „wirkliche" Emotionswissen bezeichnet wird, liegen für den Altersbereich von vier bis acht Jahren die meisten entwicklungspsychologischen Untersuchungen vor.

2. Emotionsregulation

Morris et al. (2007) zeigen mit ihrem Tripartite-Modell, das nicht nur Emotionsregulationskompetenzen für die soziale Anpassung wichtig sind, sondern dass auch die familiäre Relevanz und spezifische individuelle Charakteristika der Familienmitglieder (siehe Abb 2.2) eine hohe Bedeutung haben.

Barnow et al. (2016) kamen zu der Erkenntnis, dass: Wenn die soziale Anpassung nicht funktioniert, entwickeln Kinder und Jugendliche internalisierende und externalisierende Störungsbilder. Er ist der Auffassung, wenn Kinder internalisierende Störungen zeigen (z. B. Ängste), dies oft mit einer Überregulierung von positiven und Unterregulierung von negativen Emotionen begleitet wird. Dies kann bedeuten, dass positive Emotionen nur schwach erlebt werden und es zu introvertierten Reaktionen kommt. Bei den externalisierenden Störungen werden negative Emotionen (Wut/Ärger) unterreguliert. Dies soll zur Folge haben, dass aggressiven Impulsen mehr Raum gelassen wird.

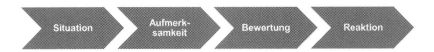

Abb. 2.3 Ablauf des Emotionsregulationsprozesses. (Eigene Darstellung nach Gross und Thompson 2007)

Gross und Thompson (2007) unterscheiden verschiedene Phasen (siehe Abb. 2.3) bei der Emotionsregulation.

Gross und Thompson (2007) erklären den Ablauf wie folgt: Der Ablauf beginnt mit einer relevanten Situation. Diese Situation kann gedanklich erzeugt (internal) sein oder sich um eine entstandene (external) Situation handeln. Auf diese internale oder externale Situation wird dann die Aufmerksamkeit gelenkt. Danach erfolgt eine Bewertung auf Relevanz, Vertrautheit und/oder Valenz (positiv oder negativ). Daraus erfolgt eine emotionale Reaktion.

Nach diesem Emotionsregulationsprozess unterscheiden Gross und Thompson fünf Emotionsregulationsstrategien:

1. Situationsauswahl
   Hier werden Personen, Orte, Ereignisse etc. aufgesucht oder vermieden, um die Emotionen zu erhöhen oder zu reduzieren. Mit der Auswahl von Situationen, können die Emotionen beeinflusst werden.
2. Situationsmodifikation
   In der Situationsmodifikation geht es darum, die Situation so zu steuern, das die emotionale Reaktion verändert wird.
3. Aufmerksamkeitslenkung
   Die Aufmerksamkeit wird auf einen bestimmten Aspekt der Situation gerichtet, damit die Emotionen abgeschwächt oder verstärkt werden.
4. Kognitive Veränderung
   Die Situation wird kognitiv anders bewertet, um die emotionale Bedeutung einer Situation zu modifizieren.
5. Reaktionsmodulation
   Das emotionale Erleben, Verhalten und die physiologischen Reaktionen sollen beeinflusst werden, sodass es zu einer Abschwächung oder Verstärkung der emotionalen Reaktionen kommt.

Punkte 1–4 sind s.g. antizipatorische Strategien. Die Reaktionsmodulation bezieht sich auf vorhandene Emotionen.

Emotionen

3

Unter den zahlreichen Definitionen, die es über Emotionen gibt, hat Janke (2007) die Vielschichtigkeit dieses Begriffes gut erfasst:

> „…Emotionen sind vorübergehende psychische Vorgänge, die durch äußere und innere Reize ausgelöst werden und durch eine spezifische Qualität und einen zeitlichen Verlauf gekennzeichnet sind. Sie manifestieren sich auf mehreren Ebenen: Der des Ausdrucks (Stimme, Mimik, Gestik, Körperhaltung), der des Erlebens, der von Gedanken und Vorstellungen, der des Verhaltens und der der somatischen Vorgänge…" (S. 347).

Wie viele Gefühle hat denn nun der Mensch? Auch hier sind sich die Forscher nicht einig, allerdings treten bestimmte Basisemotionen, wie Freude, Trauer, Ärger/Wut, Furcht/Angst, Überraschung und Ekel immer wieder auf und diese sollen auch kulturübergreifend gleich sein.

Die Universität Berkeley Social Interaction Laboratory (Kalifornien) hat eine Studie (2017) mit 853 Teilnehmern durchgeführt. Den Teilnehmern wurden aus den Themen: Geburten und Babys, Hochzeiten, Tod und Leiden, Spinnen und Schlangen, Stürze, sexuelle Handlungen und Naturkatastrophen kurze Videoclips vorgeführt. Die Teilnehmer sollten auf die Bilder reagieren und daraufhin ihre Gefühle beschreiben. Insgesamt zeigten die Ergebnisse, dass Teilnehmer in der Regel gleiche oder ähnliche Reaktionen auf jedes Video zeigten. Die Forscher stellten fest, dass die Teilnehmer 22 weitere Emotionen zu den sechs kulturübergreifenden Emotionen empfinden konnten:

Sorge
Sexuelle Lust
Romantik

© Der/die Autor(en), exklusiv lizenziert durch Springer Fachmedien Wiesbaden GmbH, ein Teil von Springer Nature 2021
A. Leschnik, *Emotionale Kompetenzen*, essentials,
https://doi.org/10.1007/978-3-658-34567-9_3

Verwirrung
Verzückung
Nostalgie
Gelassenheit
Wertschätzung von Ästhetik
Verlangen (nach Schokolade zum Beispiel)
Ehrfurcht
Schock
Bewunderung
Verehrung
Belustigung
Unbeholfenheit
Befriedigung
Aufregung
Interesse
Schmerz
Erleichterung
Langeweile
Entsetzen

3.1   Kindliche und Jugendliche Entwicklung von Emotionen

Grundlegend ist zu sagen, dass viele Faktoren auf die Entwicklung von emotionalen Kompetenzen beim Kind einwirken.

Individuell

- Kognitive Einflüsse: Sprache, Aufmerksamkeit und Intelligenz
- Geschlecht
- Temperament

Erziehung Umwelt

- Emotionsregulation
- Erziehungsverhalten: Über Gefühle reden, Reaktion der Eltern auf die Emotionen der Kinder
- Familienklima: Bindung an die Familienmitglieder, Qualität der Familienbeziehungen

Umwelt

- Peer Group
- Freundschaft
- Sozioökonomischer Status
- Einfluss von Kultur

Natürlich gibt es über die kindliche Emotionsentwicklung auch verschiedene Modelle. Einige Modelle sollen hier nun vorgestellt werden. Lewis (2018) sieht die emotionale Entwicklung der ersten drei Lebensjahre als aufbauende Stufen (siehe Abb. 3.1), eng im Zusammenhang mit der kognitiven Reifung.

Nach der Geburt verfügt der Säugling über drei emotionale Ausdrucksverhalten:

1. Wenn er im Distress ist, zeigt er sich irritiert und weint.
2. Er lächelt, wenn er sich wohl fühlt.
3. Er zeigt Interesse an seiner Umwelt.

Im Alter von drei Monaten zeigt der Säugling Lächeln, Aufregung und Freude wenn er vertraute Menschen erlebt. Trauer und Kummer zeigt er vor allem dann, wenn die Mutter aufhört, sich ihm zuzuwenden. Im gleichen Alter zeigt er beim Ausspucken von unangenehm schmeckenden Dingen seinen Ekel. Ärger bei Enttäuschungen entwickelt sich ab dem zweiten Lebensmonat bis zum sechsten Lebensmonat. Die Emotion der Überraschung kann man ab dem sechsten Lebensmonat beim Säugling erkennen und zwischen dem siebten und achten Lebensmonat empfindet der Säugling Furcht. Nach Lewis (2018) zeigt so der Säugling in den ersten 9 Monaten alle Basisemotionen. Diese müssen nicht erlernt werden, werden aber in der Umwelt, in der der Säugling aufwächst, beeinflusst.

Ab dem 18. Lebensmonat ist das Kind fähig, sich selbst wahrzunehmen. Es erkennt sich zum Beispiel im Spiegel (objektive Selbsterkenntnis). Ab dieser Zeit entwickeln sich die selbstbewussten (exponierten) Emotionen: Verlegenheit, Einfühlvermögen und Neid. Exponierte Emotionen sind nicht bewertend. Sie entstehen nicht aus falsch oder richtig. Meist unterstreichen Kinder in diesem Alter das exponierte Gefühl mit der Körpersprache und der Stimme. Zum Beispiel: Wenn sie sich verlegen fühlen, verstecken sie ihr Gesicht hinter den Händen. Zwischen dem 30. und 36. Lebensmonat fängt das Kleinkind an, sein Verhalten bezüglich Erwartungen, Regeln und Ziele seiner Bezugspersonen abzugleichen. In dieser Zeit wird die Grundlage für die dritte Stufe der emotionalen Entwicklung (Ich-bewusste bewertende Emotionen) gelegt. In dieser Zeit erlebt das Kind

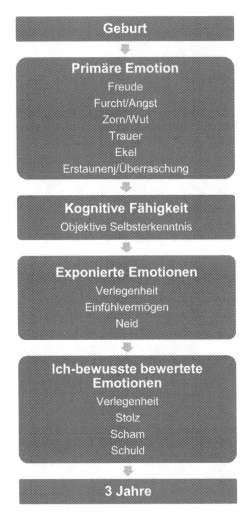

Abb. 3.1 Schema zur Entwicklung selbstbewusster bewertender Emotionen. (Eigene Darstellung in Anlehnung nach Lewis 2018)

die komplexen Emotionen wie: Stolz, Scham, Schuld und Verlegenheit. Diese Gefühle entstehen, wenn das Kind bewertet wird. Wie zum Beispiel: Wenn das Kind eine Aufgabe nicht erfüllt hat. Die Verlegenheit ist nicht mit der exponierten Verlegenheit zu vergleichen. Die bewusste bewertende Verlegenheit ist belastender für das Kind, da sie aus einer Bewertung einer Person resultiert. Ab dem dritten Lebensjahr hat das Kind ein komplexes Repertoire an Emotionen, welches sich in den folgenden Jahren noch weiter ausdifferenziert.

Zwischen dem zweiten und dritten Lebensjahr beginnen Kinder, Worte wie traurig und glücklich zu sagen. Ab dem dritten Lebensjahr ist es Kindern möglich, Ursachen eigener oder fremder Emotionen zu erkennen und diese zu benennen. In diesem Alter können Kinder schon gut zwischen negativen und positiven Emotionen unterscheiden. Russel (1989) vertritt die Meinung, dass Emotionszuschreibungen nicht auf der Basis von Mimik erfolgen, sondern aufgrund einer aktuellen Situation. Aufgrund dessen beginnen Kinder wohl zu verstehen, dass äußere Gegebenheiten oder Anlässe einen Einfluss auf die Emotionen anderer Menschen haben (Janke 2002).

Am Ende des fünften Lebensjahres kann das Kind emotionales Ausdrucksverhalten in Gesichtern und auf Fotos erkennen und benennen. Diese Grundlage stammt aus zahlreichen hypothetischen Studien, die meistens nur Abbildungen (Fotos) zeigten, aber keinen realen Bezug zur Umwelt des Kindes hatten. Dunn et al. (1991) interessierte aber, wie es im realen Leben bei den Kindern aussah. Sie befragten Kinder, welche Anlässe es bei ihnen gab, emotional auf ihre Mütter und Freunde zu reagieren. Schon die Vierjährigen konnten schlüssige und plausible Erklärungen ihrer Emotionen geben. Sie konnten Situationen benennen, die ihre Mütter fröhlich und ärgerlich und Freunde fröhlich, ängstlich und traurig machten. Dunn et al. fanden heraus, das die Vierjährigen die Ursache für Ihre Emotionen (Ärger/Trauer) mehr den Geschwistern und Gleichaltrigen zuordneten und die siebenjährigen mehr die Eltern dafür verantwortlich machten.

Für die Emotionen: Ärger und Trauer scheinen häufig soziale Situationen (Bruder nimmt Schwester Spielzeug weg) der Auslöser zu sein. Die Emotionen: Freude, Furcht und Überraschung brauchen eher ein Ereignis (Geburtstag, Weihnachten, erster Tag im Kindergarten).

Soziale Situationen als Auslöser von Emotionen werden bei den achtjährigen häufiger angegeben, als bei den fünfjährigen, vor allem wenn es um die Themen: Leistung und soziale Anlässe geht. Dabei benutzen Mädchen häufiger soziale Ursachen für die Erklärung ihrer Emotionen (Strayer 1986).

Jugendliche erleben intensive negative und positive Emotionen häufig und im schnellen Wechsel. Sie reagieren häufiger emotional auf externe Anlässe. Laut Zimmermann und Iwanski (2014), sollen 15- bis 17-jährige Jugendliche über die geringste Anzahl an Strategien verfügen, um Emotionen zu regulieren. Das emotionale Ausdruckverhalten ist reduziert. Trauer, Schmerz, Angst, also Emotionen von Verletzlichkeit, verbergen Jugendliche, besonders Jungen in der Pubertät. Die Sorge der Jugendlichen ist, dass diese von Gleichaltrigen bemerkt werden und es zu negativen Reaktionen kommen könnte. Die Peer-Group hat das Ziel: Emotionen unter Kontrolle zu bringen und „Cool" zu werden. Komplexe Gefühle wie: Scham, Schuld, Eifersucht oder Neid können jetzt besser wahrgenommen werden. Zwiespältige Gefühle können nun in Wort gefasst und reflektiert werden. Deshalb ist es ihnen möglich emotionsrelevante Erfahrungen mit einzubeziehen und emotionale Reaktionen vorherzusagen. Die Verhaltenshemmung über Ärger und Wut nimmt im zunehmenden Alter zu. Das liegt daran, dass zu Beginn der Pubertät die Aktivität des präfriontalen Cortex zunimmt. Diese Region ist u. a. zuständig, Emotionen abzuwägen und Strategien zu entwickeln, um emotionales Verhalten zu steuern.

Hypothetisch-deduktives Clinical Reasoning

4

Um eine Diagnostik in eine logische Reihenfolge zu bringen, wird nachfolgend das hypothetisch-deduktive Clinical Reasoning mit seinen sechs Schritten eingesetzt.

Pre-Assessment-Image
Im Pre-Assessment-Image haben wir drei Beobachtungskriterien:

a) Name
b) Alter
c) Diagnose

Zu a: Name
Der Name gibt einen Hinweis auf das Geschlecht des Patienten. Zum anderen eine Prävalenzaussage zu den Geschlechtern. Eine Datenerhebung (siehe Abb. 4.1) der DAK aus dem Jahr 2017 zeigt keinen großen Unterschied zwischen den Geschlechtern. Allerdings ist die „Sonstige Emotionale Störungen" doppelt bis **zehnmal** so hoch wie die anderen emotionalen Störungen. Hier wäre es interessant zu wissen, was „Sonstige emotionale Störungen" und „Emotionale Störungen nicht näher bezeichnet" sind. Eine weitere Frage, die sich hier stellt ist: Wenn doch die Häufigkeitsverteilung in diesen zwei Bereichen am höchsten ist, warum bezeichnet man dann nicht weitere emotionale Störungen in der ICD-10.

Zu b: Alter
Das Alter gibt uns zum einen an, wo das Kind oder der Jugendliche in der Entwicklung seiner Emotionen stehen müsste und wie schwer er betroffen sein könnte. Zum anderen in welchen Institutionen (Kiga, Schule, zu Hause etc.) er sich befindet.

© Der/die Autor(en), exklusiv lizenziert durch Springer Fachmedien Wiesbaden GmbH, ein Teil von Springer Nature 2021
A. Leschnik, *Emotionale Kompetenzen*, essentials,
https://doi.org/10.1007/978-3-658-34567-9_4

Dies hilft uns einzuordnen, woher das Problem kommen und wie gravierend es sein könnte.

Zu c: Diagnose
Die emotionalen Störungen sind in der ICD-10 unter F93.- beschrieben. Diese stellen in erster Linie Verstärkungen normaler Entwicklungstrends dar und weniger eigenständige, qualitativ abnorme Phänomene. Die Entwicklungsbezogenheit ist das diagnostische Schlüsselmerkmal für die Unterscheidung der emotionalen Störungen mit Beginn in der Kindheit (F93.-) von den neurotischen Störungen (F40–F48).

Exkl.
Wenn mit einer Störung des Sozialverhaltens verbunden (F92.-).
Diesen Gedanken sollte man mit aufnehmen. Eine Verstärkung normaler Entwicklungstrends wäre eine Auffälligkeit in einer der sechs multikulturellen Basisemotionen. Warum diese sechs Basisemotionen keine eigene Schlüsselnummer bekommen, ist nicht logisch nachzuvollziehen. Die diagnostische Leitlinie hierzu wäre auch recht einfach: Sobald das Kind zwei Standardabweichungen aus der Norm liegt, kann in einem oder mehreren emotionalen Bereichen von einer emotionalen Störung gesprochen werden. Hier muss die ICD-10 aktuelle Forschungsgrundlagen berücksichtigen und die F93.- erweitern. Es ist als nicht

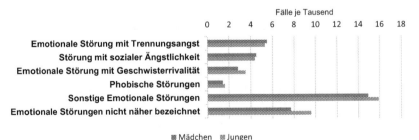

Abb. 4.1 Prävalenz ausgewählter Formen emotionaler Störungen des Kindesalters unter Kindern und Jugendlichen in Deutschland. (Eigene Darstellung in Anlehnung nach DAK 2019)

wunderlich, dass die meisten Diagnosen unter der F93.8 wie in Abb. 4.1 dargestellt wurden, so verschlüsselt werden. Der Diagnostiker hat keine andere Möglichkeit, die Basisemotionen so zu verschlüsseln. Die Diagnose sagt aber nur wenig aus, wie man Emotionen erheben soll, welche Symptome als Kriterien genommen werden, welche Emotionen gestört sein müssen, wie stark diese ausfallen müssen und wie man sie letztendlich erheben soll. Interventionsmöglichkeiten oder „Therapieideen" lassen sich dadurch nur schwer ableiten.

Der größte Teil der Fachliteratur beschäftigt sich zum einen mit der Definition von Emotionen und zum anderen Teil damit, was emotionale Entwicklung und Kompetenzen sind. Die Diagnostik in diesen Fachbüchern ist zum größten Teil so aufgebaut, dass die Einbettung zur ICD-10 oftmals fehlt. Ein Clinical Reasoning ist so gut wie überhaupt nicht in diesen Fachliteraturen zu finden. Das Clinical Reasoning ist in Amerika schon lange Standard bei der Erhebung von Diagnosen. In Deutschland steckt dieser Prozess noch in den Kinderschuhen. Die Kombination der ICD-10 und ICF die nach Empfehlung der WHO beide in Kombination eingesetzt werden sollen, werden in Deutschland nur partiell und nicht flächendeckend eingesetzt. Im Gegensatz zu Österreich, wo vor 10 Jahren die Kombination ICD-10 und ICF als Standard eingeführt wurden, ist dies deutschlandweit noch nicht etabliert. Daraus resultiert bei den meisten Diagnosen in Deutschland, die gestellt werden, dass sie unvollständig sind, weil die ICF nicht berücksichtigt wurde. Doch wie will man eine adäquate Therapie aufbauen, wenn zum einen die Klassifizierung der ICD-10 unvollständig ist und zum anderen Funktionen, Aktivitäten, Partizipation und Umweltfaktoren nicht berücksichtig und klassifiziert werden? Da die ICD-10 an sich selbst nur den Anspruch hat eine Therapieidee zu entwickeln, kann das Resultat daraus nur sein, dass die Therapie bei einigen Krankheitsbildern, wie auch bei der emotionalen Störung, unspezifisch ist. Daraus entstehen dann s. g. Trainingsprogramme die Mischtherapien aus Hemmung von impulsiven Verhalten, Regulierung von Emotionen und Entwickeln von emotionalen und sozialen Kompetenzen zur Stressbewältigung sind.

Weitere Diagnosen in der ICD-10 sind:

F93.0 Emotionale Störung mit Trennungsangst des Kindesalters
Eine Störung mit Trennungsangst soll nur dann diagnostiziert werden, wenn die Furcht vor Trennung den Kern der Angst darstellt und wenn eine solche Angst erstmals während der frühen Kindheit auftrat. Sie unterscheidet sich von normaler Trennungsangst durch eine unübliche Ausprägung, eine abnorme Dauer über die typische Altersstufe hinaus und durch deutliche Probleme in sozialen Funktionen.

Exkl.
Affektive Störungen (F30–F39).
Neurotische Störungen (F40–F48).
Phobische Störung des Kindesalters (F93.1).
Störung mit sozialer Überempfindlichkeit des Kindesalters (F93.2).

F93.1 Phobische Störung des Kindesalters
Es handelt sich um Befürchtungen in der Kindheit, die eine deutliche Spezifität für die entsprechenden Entwicklungsphasen aufweisen und in einem gewissen Ausmaß bei der Mehrzahl der Kinder auftreten, hier aber in einer besonderen Ausprägung. Andere in der Kindheit auftretende Befürchtungen, die nicht normaler Bestandteil der psychosozialen Entwicklung sind, wie z. B. die Agoraphobie sind unter der entsprechenden Kategorie in Abschn. F40–F48 zu klassifizieren.

Exkl.
Generalisierte Angststörung (F41.1).

F93.2 Störung mit sozialer Ängstlichkeit des Kindesalters
Bei dieser Störung besteht ein Misstrauen gegenüber Fremden und soziale Besorgnis oder Angst, in neuen, fremden oder sozial bedrohlichen Situationen. Diese Kategorie sollte nur verwendet werden, wenn solche Ängste in der frühen Kindheit auftreten und sie ungewöhnlich stark ausgeprägt sind und zu deutlichen Problemen in der sozialen Funktionsfähigkeit führen.
Vermeidende Störung in der Kindheit und Jugend.

F93.3 Emotionale Störung mit Geschwisterrivalität
Die Mehrzahl junger Kinder zeigt gewöhnlich ein gewisses Ausmaß emotionaler Störungen nach der Geburt eines unmittelbar nachfolgenden jüngeren Geschwisters. Eine emotionale Störung mit Geschwisterrivalität soll nur dann diagnostiziert werden, wenn sowohl das Ausmaß als auch die Dauer der Störung übermäßig ausgeprägt sind und mit Störungen der sozialen Interaktionen einhergehen.

F93.8 Sonstige emotionale Störungen des Kindesalters
Identitätsstörung
Störung mit Überängstlichkeit

Exkl.
Störung der Geschlechtsidentität des Kindesalters (F64.2)

F93.9 Emotionale Störung des Kindesalters, nicht näher bezeichnet
Wie im vorherigen Absatz bereits erwähnt, sind die meisten Trainingsprogramme Mischtherapien. Die Grundlage zur diesen Mischtherapien liegt in den u. g. Diagnosen, die Kombinationen aus mehreren Störungen sind.

F92.- Kombinierte Störung des Sozialverhaltens und der Emotionen
Diese Gruppe von Störungen ist durch die Kombination von anhaltendem aggressiven, dissozialen oder aufsässigen Verhalten charakterisiert mit offensichtlichen und eindeutigen Symptomen von Depression, Angst oder anderen emotionalen Störungen. Sowohl die Kriterien für Störungen des Sozialverhaltens im Kindesalter (F91.-) als auch für emotionale Störungen des Kindesalters (F93.-) bzw. für eine erwachsenentypische neurotische Störung (F40–F49) oder eine affektive Störung (F30–F39) müssen erfüllt sein.

F92.0 Störung des Sozialverhaltens mit depressiver Störung
Diese Kategorie verlangt die Kombination einer Störung des Sozialverhaltens (F91.-) mit andauernder und deutlich depressiver Verstimmung (F32.-), die sich in auffälligem Leiden, Interessenverlust, mangelndem Vergnügen an alltäglichen Aktivitäten, Schulderleben und Hoffnungslosigkeit zeigt. Schlafstörungen und Appetitlosigkeit können gleichfalls vorhanden sein.
Störung des Sozialverhaltens (F91.-) mit depressiver Störung (F32.-)

F92.8 Sonstige kombinierte Störung des Sozialverhaltens und der Emotionen
Diese Kategorie verlangt die Kombination einer Störung des Sozialverhaltens (F91.-) mit andauernden und deutlichen emotionalen Symptomen wie Angst, Zwangsgedanken oder Zwangshandlungen, Depersonalisation oder Derealisation, Phobien oder Hypochondrie.
Störungen des Sozialverhaltens (F91.-) mit:
emotionaler Störung (F93.-).
neurotischer Störung (F40–F49).
Kombinierte Störung des Sozialverhaltens und der Emotionen, nicht näher bezeichnet (F92.9).

Die ICF hat unter Funktionen die Emotionen wie folgt klassifiziert:

b152 Emotionale Funktionen
Spezifische mentale Funktionen, die im Zusammenhang mit Gefühlen und den affektiven Komponenten von Bewusstseinsprozessen stehen.

Inkl.

Funktionen, die (Situations) Angemessenheit der Emotion, affektive Kontrolle und Schwingungsfähigkeit betreffen; Affekt; Trauer, Glück; Liebe, Furcht, Ärger, Hass, Anspannung, Angst, Freude, Sorgen; emotionale Labilität; Affektverflachung.

Exkl.

Funktionen von Temperament und Persönlichkeit (b126)
Funktionen der psychischen Energie und des Antriebs (b130)

b1520 (Situations) Angemessenheit der Emotion

Mentale Funktionen, die sich in der Übereinstimmung des Gefühls oder des Affektes mit der Situation äußern, wie Glücksgefühl, wenn man gute Nachrichten erhält.

b1521 Affektkontrolle

Mentale Funktion, die Erleben und Ausdruck von Affekten kontrolliert.

b1522 Spannweite von Emotionen

Mentale Funktionen, die sich im Spektrum von Gefühlsregungen oder Gefühlen äußern, wie Liebe, Hass, Angst, Sorgen, Freude, Furcht und Ärger.

b1528 Emotionale Funktionen, anders bezeichnet
b1529 Emotionale Funktionen, nicht näher bezeichnet

Was die ICF ganz klar aufzeigt, ist, dass wir die Fragen und Kritik an die ICD-10 damit beantworten können und es eine klare Trennung (exkl.) von anderen Typen wie Impuls, Temperament, Persönlichkeit gibt und so keine Mischideen entstehen können. Das Klassifizierungsinstrument der ersten Wahl wäre in diesem Fall die ICF. Hinzu kommt das die Basisemotionen hier ganz klar aufgeschlüsselt sind.

Arbeitshypothese

Wie könnten die ersten Arbeitshypothesen aussehen?

„Hat das Kind eine emotionale Störung? Und wenn ja, welche?" Und wenn das Kind schon zur Schule geht, wäre hier die Frage zu klären: „Warum kommt das Kind erst jetzt in Therapie?"

Cue Acquisition

Bei der Cue Acquisition haben wir drei Beobachtungskriterien:

a) Befragung
b) Beobachtung
c) Untersuchung

Zu a.: Befragung

Die Befragung könnte in zwei Schritten erfolgen:

1. Qualitativ: Narratives Interview (Formular 1)
2. Quantitativ mit Fragebögen: COPM (Formular 2) und Fragebogen (Formular 3)

Zu b.: Beobachtung

Der Patient wird in verschiedenen Sozialformen (Institution, zu Hause) in seiner:

- Funktion (Emotion), in seiner Partizipation und mit dem Einfluss der Umweltfaktoren beobachtet.

Zu c.: Untersuchung

Die Untersuchung dient der Differentialdiagnostik, um andere Krankheitsbilder auszuschließen. Allerdings gibt es hierfür keine Untersuchungsstandards und wenig Einschluss- oder Ausschlusskriterien in der ICD-10. In der ICF sind diese vorhanden.

Lediglich das Multiaxiale Klassifikationsschema für psychische Störungen des Kindes und Jugendalters nach ICD-10 der WHO, hat ein paar diagnostische Kriterien entwickelt. U. a. Wie viele Merkmale auffallen müssen, der Beginn und die Dauer der Auffälligkeiten. Das anhängende Formular 3: Fragebogen dieses essentials, wurde nach diesen diagnostischen Leitlinien entworfen.

Hypothesenbildung

Hier könnten wir z. B. Hypothesen einsetzen, die s. g. Entwicklungsmodelle abfragen. Die Hypothesen werden immer aufgrund der vorher erhobenen Daten aufgestellt. Durchaus können auch andere Entwicklungsstörungen eine Hypothese bekommen. Letztendlich sollten alle Hypothesen in Betracht gezogen werden.

Hypothese 1: **Basisemotion** (b1520–1522)

- „Immer wenn das vierjährige Mädchen aufgefordert wird, sein Zimmer aufzuräumen, dann reagiert es wütend."

These:

- Das Kind hat eine Störung der Basisemotionen.

Antithese:

• Das Kind hat keine Störung der Basisemotionen.

Hypothese 2: **Exponierte Emotionen** (b1520–1522)

• These: „Immer wenn das vierjährige Mädchen aufgefordert wird, sein Zimmer aufzuräumen, dann reagiert es verlegen."
• Das Kind hat eine Störung der exponierten Emotionen.

Antithese:

• Das Kind hat keine Störung der exponierten Emotionen.

Hypothese 3: **Ich-bewusste bewertende Emotionen** (b1520–1522)

• These: „Immer wenn das vierjährige Mädchen aufgefordert wird, sein Zimmer aufzuräumen, dann reagiert es verlegen."
• Das Kind hat eine Störung der ich-bewussten bewertenden Emotionen.

Antithese:

• Das Kind hat keine Störung der ich-bewussten bewertenden Emotionen.

Diese Hypothesen könnten aufzeigen, in welchem emotionalen Entwicklungsalter sich das vierjährige Mädchen befindet. Zeigen allerdings nicht andere Entwicklungsmodelle. Es könnte aber auch nur aufzeigen, dass sich das vierjährige Mädchen in der Autonomiephase befindet. Wie bewerten wir, was „Norm" ist oder aus der Norm fällt. Dafür brauchen wir den nächsten Schritt.

Cue Interpretation
Bei der Cue Interpretation kommen standardisierte Fragebögen und/oder Testverfahren, zum Überprüfen von:

• Funktion
• Partizipation
• Einfluss der Umweltfaktoren

zum Einsatz.

Die Anwendung von Testverfahren bei emotionalen Störungen ist kritisch zu betrachten. Oftmals fehlen:

• Normierungen, vor allem von angloamerikanischen Verfahren in den deutschen Sprach- und Kulturraum
• Die Gütekriterien
• Mehrdimensionale Erhebungsverfahren

Aufgrund dessen sollen hier nun drei Testverfahren mit ihrer Stichprobengröße (siehe Tab. 4.1) kurz vorgestellt werden, die die Kriterien der Objektivität, Reliabilität und Validität erfüllen:

Stichprobengröße

Testverfahren	Stichprobe
EEE U6-U9	588
EMK 3-6	470
EMK-Screening	237
FEEL-KJ	1490

1. Elternfragebogen zur ergänzenden Entwicklungsbeurteilung bei den kinderärztlichen Vorsorgeuntersuchungen U6 bis U9 (EEE U6–U9)
2. Inventar zur Erfassung emotionaler Kompetenzen bei Drei- bis Sechsjährigen (EMK 3–6) und EMK-Screening als Fremdbeurteilung
3. Fragebogen zur Erhebung der Emotionsregulation bei Kindern und Jugendlichen (FEEL-KJ)

Hypothesenevaluation
Auswertung der Fragebögen und Testverfahren
    Vergleichen mit der Norm
    Abweichung von der Norm (mindestens 2 Standardabweichungen)

Festlegen einer therapeutischen Diagnose
Im letzten Schritt wird die therapeutische Diagnose festgelegt. Sie ist auch gleichzusetzen mit einer therapeutischen Intervention. Diese könnte für die Hypothesen wie folgt aussehen:

b1522.**4 Spannweite von Emotionen**
Mentale Funktionen, die sich im Spektrum von Gefühlsregungen oder Gefühlen äußern, wie Liebe, Hass, Angst, Sorgen, Freude, Furcht und Ärger.

Partizipation: Vorankommen in einem Programm der Schulbildung
d8202.**4424** Tätigkeiten ausführen, die dazu beitragen, Programmanforderungen zu erfüllen, Prüfungen zu bestehen oder andere Beurteilungsprozesse zu bewältigen, die zum Erlangen einer Schulbildung relevant sind.

Umweltfaktoren: **Fachleute der Gesundheitsberufe**
e355. **+ 4** Alle Dienstleistungserbringer, die im Gesundheitssystem arbeiten, wie Ärzte, Pflegekräfte, Physiotherapeuten, Ergotherapeuten, Sprachtherapeuten, Audiologen, Hersteller von Orthesen und Prothesen, Sozialarbeiter im Gesundheitswesen usw.

Umweltfaktoren: **Autoritätspersonen**
e 330.**4** Personen mit Entscheidungsverantwortung für andere, die infolge ihrer sozialen, ökonomischen, kulturellen oder religiösen Rollen in der Gesellschaft sozial definierten Einfluss oder Befugnisse haben, wie Lehrer, Arbeitgeber, Supervisoren, religiöse Führer, Vertreter im Amt, Vormund, Treuhänder.

Interventionen

Bevor wir in die Interventionen einsteigen, sollten wir ein paar kritische Gedanken zulassen. Nämlich, wie früh die Weichen eines emotionalen Verhaltens gestellt werden. Begeben wir uns in den Bereich der Kindertages- und Langzeitpflege. Warum Kinder aus ihren Familien genommen werden, hat viele Gründe, aber am Ende geht es darum, dass das Wohl des Kindes nicht immer gewährleistet werden kann in der Kernfamilie. Der Ort der Heimat und der liebevollen Fürsorge kann zum Alptraum vieler Kinder werden und bevor das Kind einen zu starken Schaden von sich trägt, wird das Sorgerecht per gerichtlichem Verfahren z. B. an das Jugendamt übertragen, was dann eine s.g. Vormundschaft ist. Allerdings braucht so ein Verfahren seine Zeit. Oftmals sieht es so aus, dass zum Beispiel kurz nach der Geburt der Säugling vom Krankenhaus direkt zu einer Bereitschaftspflege kommt. Ein Kind, welches neun Monate im Mutterleib war, den Geruch und Geschmack des Fruchtwassers aufgenommen, die Erregungszustände der Mutter über den Herzschlag wahrgenommen, die Hormone über die Nabelschnur verarbeitet und den Klang der Stimme gehört hat, kommt in einen hohen Stressbereich, wenn er diese bekannten Wahrnehmungen nach der Geburt nicht vorfindet und es findet eine Traumatisierung statt. Auch im Mutterleib können schon physische Traumatisierungen stattfinden, wenn die Mutter z. B. Alkohol- und/oder Drogenabhängig war. Die Bereitschaftspflege ist aber nur ein Übergangsobjekt. Es kann sein, je nach Status der Mutter, dass eine s.g. Rückführung in das Elternhaus angebahnt wird. Der Säugling muss sich von der Bereitschaftspflege trennen und eine neue Beziehung zu den „fremden Eltern" aufbauen. Oftmals scheitern diese Rückführungen und das Kind geht zurück in die Bereitschaftspflege, anschließend wird entschieden, ob das Kind dann in eine Langzeitpflege kommt. 3–5 Beziehungsabbrüche innerhalb des ersten Lebensjahres desorganisieren das Kind extrem in seiner emotionalen Bindungsfähigkeit. Im Normalfall regulieren Eltern

© Der/die Autor(en), exklusiv lizenziert durch Springer Fachmedien Wiesbaden GmbH, ein Teil von Springer Nature 2021
A. Leschnik, *Emotionale Kompetenzen*, essentials,
https://doi.org/10.1007/978-3-658-34567-9_5

die bedrohliche Existenz von Schlafmangel, Hunger, Wut, Angst, Schmerzen und Einsamkeit des Kindes. Wenn diese Kontinuen aber nicht befriedigt werden, kann eine emotionale Störung entstehen.

2017 sollen laut Bundesregierung 81.000 Kinder in Pflegefamilien und 100.000 Kinder und Jugendliche in einer Heimerziehung untergebracht gewesen sein (Bundestag, 2019). Das sind Kinder, die hochgradig traumatisiert sind. Eine kürzlich veröffentlichte Umfrage in einer repräsentativen Stichprobe der deutschen Bevölkerung mit 2.504 Teilnehmern offenbarte, dass fast die Hälfte der Studienteilnehmer im Kindes-/Jugendalter emotional (49,3 %) bzw. körperlich (48,4 %) vernachlässigt worden waren, wobei die beiden Formen von Vernachlässigung stark miteinander korrelierten. **Emotionale Misshandlung betraf 14,9 %**, körperliche Misshandlung 12,0 % und sexueller Missbrauch 12,5 % der Befragten (Goldbeck et al., 2013). Man mag hier nicht über die Dunkelziffer nachdenken. Diese Zahlen sollen verdeutlichen, dass bei insgesamt mehr als 10 Mio. Minderjährigen (Statista, 2018), die wir in Deutschland haben, die Traumatisierung der Schlüssel zum emotionalen Verhalten ist. Nur die wenigsten Kinder und Jugendlichen zeigen ein auffälliges emotionales Verhalten, welche aus einem fürsorglichen und liebevollen Elternhaus kommen und wenn sie ein auffälliges emotionales Verhaltens zeigen, sind oft andere Erkrankungen dafür der Auslöser. In diesem Fall wäre es dann eine sekundäre Störung der Emotionen.

Wenn wir diese Zahlen betrachten, dann kann nur eine Intervention Sinn machen: Nämlich nur mit dem Einbezug des sozialen Umfeldes. Sei es drum, ob es mit den Eltern oder Pflegeeltern ist und mit den Institutionen. Das muss die erste Leitlinie in der therapeutischen Intervention sein.

5.1 Therapieansatz

Otterpoohl (2016) ist folgender Auffassung:

> Als Voraussetzung einer gesunden Entwicklung im Kindes- und Jugendalter stellt Emotionsregulation einen wichtigen Ansatzpunkt für die Vorbeugung und Behandlung von psychischen Störungen dar. Hierbei erscheinen direkte und indirekte Maßnahmen vielversprechend: Zum einen ist es wichtig, die Bedeutung emotionaler Kompetenzen in der präventiven bzw. therapeutischen Arbeit mit Kindern und Jugendlichen zu thematisieren und hierbei aktiv Emotionsregulationsstrategien einzuüben. Zum anderen verdeutlichen die Befunde zur Rolle des Elternhauses das Potential, über emotionsfokussierte Elterntrainings der Entwicklung psychischer Störungen bei Kindern vorzubeugen oder entgegenzuwirken. Bisher gibt es nur wenige Trainings, die

spezifische Trainingselemente zur Förderung der kindlichen Emotionsregulation beinhalten. Eine Ausnahme bildet das in Australien entwickelte Elterntraining *Tuning in to Kids* (Havighurst, Wilson, Harley, Prior & Kehoe, 2010), welches aktuell für den deutschen Sprachraum evaluiert wird (Otterpohl et al., in Vorbereitung). Die bisherigen Forschungsergebnisse verdeutlichen aber auch, dass es nicht "die" Erziehung und "die" Emotionsregulation gibt, die bei jedem Kind und in jeder Situation gleich erfolgreich ist. Die Forschung steht damit in der Zukunft nicht nur vor der Aufgabe, praxistaugliche Trainingsprogramme zu entwickeln, sondern muss sich auch mit der Frage beschäftigen, unter welchen Bedingungen welche Programme für welches einzelne Kind wirksam sind.

Primäres Ziel ist es, dementsprechend, dass Kinder und Jugendliche ihr emotionales Verhalten verbessern. Wenn Eltern oder Pflegeeltern vorhanden sind, ist ein Screening der Eltern elementar. In diesem Screening geht es zum einen darum, ob die Eltern selber emotionale Schwächen bei ihren Eltern erlebt haben und zum anderen welche emotionale Kompetenz sie selber haben. Haben die Eltern selber ein Trauma erlebt, sollten sie sich sofort auf denselben Weg der Therapie begeben wie ihr Kind. Handelt es sich um nicht traumatisierte Eltern, die aber mangelnde Emotionskompetenzen aufweisen (oftmals bei jungen Eltern), ist ein Elterntraining zur Stärkung der Erziehungskompetenz die beste Alternative.

Wir müssen unser System, in dem wir Leben, kritisch betrachten. Wir leben in einem Bildungssystem, in dem vermittelt wird, wie man Bananen auf einer Plantage anbaut. Aber es werden keine ethisch-moralischen Tugenden unterrichtet, geschweige denn, wie man ein Kind erzieht. Wenn fast 50 % unserer Kinder körperlich/psychisch vernachlässigt sind, dann sollten uns doch diese Zahlen alarmieren. Der Weg kann dann doch nicht sein, alle Kinder und Jugendliche in Therapien zu schicken. Der Weg kann dann doch nur sein, die Eltern kompetenter zu machen. Warum denkt man z. B. nicht über ein s.g. Elternjahr nach. Wo Eltern, die ein Kind erwarten in ein s.g. Elterntraining gehen. Evtl. für ein halbes Jahr einmal pro Woche. Zudem sollten die Kinder in ihren emotionalen Kompetenzen in Kindergarten und Schulen jeden Tag gefördert und unterrichtet werden. Fallen diese Kinder immer noch auf, sollte das Kind fachärztlich untersucht werden. Findet man keinen medizinischen Hinweis, wäre es ratsam, dass die Eltern evtl. ein Elterntraining absolvieren müssen. Damit würde man zum einen eine Menge Geld sparen und zum anderen die Verantwortung dorthin geben, mit professioneller Unterstützung, wohin sie gehört. Nämlich in das Elternhaus zurück. Damit das Kind erkennt, dass emotionale Verhaltensänderungen bei seinen Eltern möglich sind und es sein eigenes Verhalten dann auch ändern kann. Dies schafft dann für die Zukunft eine fortschreitende Zivilisation, die sich emotional-sozial miteinander verhält.

Doch bis jetzt sind wir noch nicht soweit, wir erkennen mittlerweile sehr viel. Nun ist der Zeitpunkt des Handelns. Alte Systeme müssen aufgebrochen und verändert werden. Das passiert auch in einer Therapie mit Kindern und Jugendlichen. Die auf einmal entdecken, dass ihre Eltern und Institutionen falsch handeln. Sich und andere kritisch betrachten und emotionales destruktives Verhalten dadurch erkennen und in den Griff zu bekommen, ist ein Meilenstein in einer Therapie.

Ein Elternhaus, welches sich emotional-destruktiv verhält, ist kein guter Hort für ein Kind oder einen Jugendlichen. Hier müssen Schutzmaßnahmen für das Kind getroffen werden. Sei es drum, dass es in eine Bereitschafts- oder Langzeitpflegefamilie kommt, stationär aufgenommen wird oder in ein Heim kommt. Bis die Eltern ihr emotional-destruktives Verhalten abgelegt haben. Das Wohl des Kindes ist das höchste Gut und muss geschützt werden.

5.1.1 Interventionsmöglichkeiten

Wie schon erwähnt, wäre die Investition in Sozial- und Bildungssysteme die beste Maßnahme zur Prävention von emotional-destruktivem Verhalten. Wenn das Kind oder der Jugendliche in die Therapie kommt, hat es oftmals schon jahrelang negative Erfahrungen gesammelt. Ein negativer Verstärker mit Androhung von Strafen macht bei diesen Kindern und Jugendlichen wenig Sinn. Kinder und Jugendliche in diesem chronifizierten Stadium haben oftmals eine getrübte Einsichtsfähigkeit und neigen dazu, Therapieangebote abzulehnen. Sie erleben Therapie als Bestrafung und in diesem Fall wäre dies ein negativer Verstärker für sie. D. h. es sollte immer ein positiver Verstärker für emotionales Verhalten eingesetzt werden.

Bei jungen Kindern haben ein Elterntraining und pädagogische Interventionen im Elternhaus den höchsten Effekt. Auch die Zusammenarbeit mit der Schule ist ein elementarer Baustein. In der Schule befindet sich das Kind oder der Jugendliche in seiner Peer Group. Das hat zwei Effekte: Zum einen geht der individuelle Fokus auf die negativen Symptome verloren, zum anderen übernimmt das Kind oder der Jugendliche schneller soziale Verhaltensweisen von Gleichaltrigen, da diese nicht existenziell bedrohlich für sie sind.

Ist das Wohl des Kindes in der Kernfamilie nicht geschützt, reicht das Elterntraining nicht aus. Hier muss über eine Fremdunterbringung entschieden werden. Das können s.g. Pflegeeltern sein oder je nach Schweregrad der emotionalen Störungen und dem Alter des Kindes eine geschlossene Einrichtung. Hilfreich sind solche Einrichtungen, die ein intensiv-therapeutisches Setting mit klaren Strukturen haben. Kinder und Jugendliche können sich dadurch emotional besser steuern.

Tab. 5.1 Jadad Score

Jadad Score				
+ 1	Ja	Wurde die Studie als randomisiert beschrieben?	Nein	+ 0
+ 1	Ja	War die Randomisierung sachgerecht?	Nein	-1
+ 1	Ja	Wurde die Studie als Doppelblind beschrieben?	Nein	+ 0
+ 1	Ja	War die Verblindung sachgerecht	Nein	-1
+ 1	Ja	Wurden Ausfälle begründet?	Nein	+ 0

Der Wirkungsnachweis für eine medikamentöse Behandlung ist zum größten Teil unbefriedigend. Das liegt daran, dass oftmals die Medikation außerhalb des durch die Arzneimittelbehörde zugelassenen Gebrauchs liegt und es für Kinder- und Jugendliche nur geringe oder sogar keine vorhandene Studien zu bestimmten Medikamenten gibt.

Nachfolgend sollte eine Therapie oder ein Training folgende Bereiche abdecken:

- Elterntraining und/oder Training der engen Bezugspersonen
- Emotionale Kompetenzen (Emotionsregulation, Emotionswissen, Empathie)

Zur Beurteilung der Qualität von klinischen Studien kann die sogenannte Jadad-Skala (siehe Tab. 5.1) verwendet werden. Es wird damit nur die Qualität der Durchführung einer Studie beurteilt und nicht die Qualität der Ergebnisse, allerdings lassen sich aus der Studienqualität Rückschlüsse auf die Qualität der Ergebnisse ziehen.

Jadad Score:

- Er dient als Hilfe zur schnellen Einschätzung einer randomisierten kontrollierten Studie (RCT).
- Jadad bezeichnet Studien mit einem Score von unter 3 als Studien schlechter Qualität.
- Zur Bias-Vermeidung sollte die Bewertung von mindestens zwei Personen durchgeführt werden.

Mit Hilfe von Evidenzklassen, (synonym Evidenzebenen oder Evidenzlevel) erfasst man die wissenschaftliche Aussagefähigkeit klinischer Studien. Dabei unterscheidet man nach den Empfehlungen des AHRQ (Agency for Healthcare Research and Quality) die Evidenzklassen 1 bis 4. Studien der Klasse 1a haben

Tab. 5.2 Evidenzlevel

Klasse	Anforderungen an die Studie	
I	Ia	Evidenz aufgrund einer systematischen Übersichtsarbeit randomisierter, kontrollierter Studien (evtl. mit Metaanalyse)
	Ib	Evidenz aufgrund mindestens einer hoch qualitativen randomisierten, kontrollierten Studie
II	IIa	Evidenz aufgrund mindestens einer gut angelegten, kontrollierten Studie ohne Randomisierung
	IIb	Evidenz aufgrund einer gut angelegten Studie, quasi experimentellen Studie
III		Evidenz aufgrund gut angelegter, nicht experimenteller deskriptiven Studien
IV		Evidenz aufgrund von Berichten/Meinungen von Experten, Konsensuskonferenzen und/oder klinischer Erfahrungen anerkannter Autoritäten

die höchste Evidenz, Studien der Klasse 4 die geringste. Je höher die Evidenz-
klasse (siehe Tab. 5.2), desto besser ist die wissenschaftliche Begründbarkeit für
eine Therapieempfehlung.

5.2   Elterntraining

5.2.1   Tuning in to Kids

Das Tuning in to Kids wurde in Australien in mehreren randomisierten Studien
evaluiert. Überwiegend handelte es sich um Prä-Post-Test Designs mit einem
sechs Monate Follow-Up. Otterpohl et al. (2020) übersetzten das Manual in enger
Zusammenarbeit mit den australischen Autoren. Das Training wurde dann von
Psychologie-Studenten durchgeführt, welche vorher eine Trainerlizenz für das
Tuning in to Kids erhielten und vom Autorenteam supervidiert wurden. Die Stichprobe der Eltern der Kinder lag zwischen 3 und 6 Jahren und erfolgte über eine
randomisierte Zuordnung. 41 Personen wurden der Interventionsgruppe zugeordnet und 36 Personen der Kontrollgruppe. Die Eltern der Kontrollgruppe erhielten

keine alternative Intervention. Ob es sich um eine sachgerechte und doppelverblindete Studie gehandelt hat, geht aus dem Manual nicht hervor. Deshalb erhält die Studie einen Jadad Score von -1 Punkt.

Ziele des Trainings
Das Tuning in to Kids verfolgt einen emotionsfokussierten Ansatz und wird mit den Theorien aus den Bereichen: Bindungstheorien, Dialektisch-behaviorale Therapie, Achtsamkeitstherapie und neurowissenschaftlichen Erkenntnissen kombiniert. Die Grundannahme des Trainings ist, dass Gefühle maßgeblich in der Ursprungsfamilie gelernt werden. U.a. greift dieses Training auf das Tripartite-Model von Morris et al. (2007) zurück (siehe Abb. 2.2). Kernziel des Trainings ist es, elterliche Emotionen, die auf Unterdrückung oder bestrafen von Gefühlen abzielen, zu hinterfragen. Auch unangenehme Gefühle haben ihre Funktion und Berechtigung.

Sitzungsdauer und -häufigkeit
Das Tuning in to Kids findet einmal pro Woche statt. Es dauert ca. 2,5 h und besteht aus 6 Terminen.

Module
Den Eltern werden die fünf Schritte nach Gottmann et al. (1996) vermittelt:

1. Sich der Emotionen bewusst werden, insbesondere solcher mit geringer Intensität.
2. Die Emotionen des Kindes als Gelegenheit für Intimität und Anleitung anzuerkennen.
3. Empathisch dem Kind zuhören und die Gefühle des Kindes feststellen.
4. Dem Kind dabei helfen, Worte zu finden, um Emotionen zu beschreiben.
5. Unangemessenem Verhalten Grenzen setzen und das Kind beim Problemlösen unterstützen.

Teilnehmerzahl
Das Training soll in Kleingruppen durchgeführt werden.

Materialien
Das Manual enthält alle Anweisungen für die 6 Sitzungen. Handouts für die Eltern befinden sich als PDF-Dateien auf einer CD-ROM. Zudem werden auf einer DVD Erziehungsfähigkeiten demonstriert. Das Manual mit CD/DVD kostet ca. 140,- Euro.

5.3   Trainingsprogramme mit Kindern

5.3.1   Emotionale Kompetenzen im Vorschulalter – Das EMK-Förderprogramm (EMK-F)

Das Manual hat kein Kapitel zum Thema Evaluation. Der erste Entwurf des EMK-F wurde in einem Pilotprojekt von September 2015 bis Januar 2016 erprobt. Aufgrund dessen wird hier der Jadad-Score auf -2 Punkte eingeordnet.

Ziele des Trainings

Das EMK-F setzt sich aus verschiedenen Theorien (siehe Kap. 2: u. a. Gross, Denham, Lewis, Rindermann) zusammen:

a) Emotionswissen: Emotionen benennen, Emotionen an der Mimik erkennen, Ursachen für Emotionen erkennen.

b) Emotionsregulation: Emotionsregulationsstrategien kennen und effektiv einsetzen können, das Verhalten in emotionalen Situationen steuern.

c) Empathie: Den emotionalen Zustand anderer Menschen erkennen und verstehen und darauf empathisch und prosozial reagieren.

Aufgrund dieser Theorien wurden sechs verschiedene Förderbereiche entwickelt:

1. Emotionen erkennen und benennen
2. Emotionen mimisch ausdrücken
3. Ursachen von Emotionen verstehen
4. Mit Emotionen umgehen
5. Prosoziales Verhalten und Empathie zeigen
6. Selbstregulation

Sitzungsdauer und -häufigkeit

Das EMK-F kann ein- bis zweimal pro Woche von pädagogischen Fachkräften in Kindertageseinrichtungen und Fachkräften von Fördereinrichtungen durchgeführt werden. Insgesamt besteht das EMK-F aus 42 Spielen (21–42 Wochen). Die Spiele variieren zwischen 5 und 30 min.

Module

Förderbereich 1:   Emotionen erkennen und benennen (Spiel 1 – 7)
Förderbereich 2:   Emotionen mimisch ausdrücken (Spiel 8 – 14)
Förderbereich 3:   Ursachen von Emotionen verstehen (Spiel 15 – 21)

Förderbereich 4: Mit Emotionen umgehen (Spiel 22 – 28)
Förderbereich 5: Prosoziales verhalten und Empathie zeigen (Spiel 29 – 35)
Förderbereich 6: Selbstregulation (Spiel 36 – 42)

Teilnehmerzahl
Das EMK-F kann in einer Kleingruppe oder in der ganzen Kindergartengruppe (zwei pädagogische Fachkräfte) durchgeführt werden.

Materialien
Im Manual befindet sich eine CD-ROM mit Musikstücken im mp3-Format. Alle Arbeitsmaterialien sind im pdf-Format und zum Ausdrucken. Das Manual mit CD-ROM kostet ca. 60,- Euro.

5.3.2 Emotionsregulationstraining für Kinder im Grundschulalter (ERT)

Zum ERT gibt es lediglich eine Evaluationsstudie als Pilotprojekt. An dieser „Pilotstudie" nahmen 79 Kinder im Alter zwischen 6 und 9 Jahren teil. Davon bildeten 33 Kinder eine klinische und 46 Kinder eine nichtklinische Stichprobe. 20 Kinder der klinischen und 38 Kinder der nichtklinischen Stichprobe wurden der Interventionsgruppe zugeteilt. 13 Kinder der klinischen und 8 Kinder der nichtklinischen kamen in eine Kontrollgruppe. Es geht aus dieser Studie nicht hervor, ob diese sachgerecht randomisiert und doppelverblindet wurde. Die Verteilung der Kinder in die Gruppen spricht dagegen. Aufgrund dessen müssen alle Fragen mit einem nein beantwortet werden und die Studie erhält einen Jadad Score von -2 Punkten.

Des Weiteren wurde eine randomisiert-kontrollierte Studie mit 163 Kindern in Schulen durchgeführt. Welches Alter die Kinder hatten und in welcher Klassenstufe sie sich befanden, geht aus dem ERT- Manual nicht hervor. Es wurden nicht alle abhängigen Variablen rechtzeitig vor der Intervention bei allen Kindern erhoben. Deshalb wurden 63 Kinder der Interventionsgruppe, 70 Kinder der Wartekontrollgruppe und 30 Kinder der Kontrollgruppe zugeordnet. Ob es sich um eine sachgerechte und doppelverblindete Studie gehandelt hat, geht aus dem Manual nicht hervor. Deshalb erhält die Studie einen Jadad Score von -1 Punkt.

Ziele des Trainings
Im ERT wurden zwei Metakomponenten integriert:

1. Wissen über Emotionen (Emotionsverständnis und -ausdruck)
2. Wissen über Emotionsregulation (emotionsbezogenes Problemlösen)

Das ERT soll nicht dazu dienen, das Erleben von z. B. Wut zu vermindern oder entstehen zu lassen, sondern den Kindern das Gefühl vermitteln, Kontrolle über seine eigenen Emotionen zu bekommen. Die Zielgruppe ist das späte Kindergartenalter bis zur 4. Klasse der Grundschule. Der Idealfall ist eine Kleingruppe mit acht Kindern.

Sitzungsdauer und -häufigkeit
Das Training besteht aus 6 h. Hinzu kommen zwei Einführungseinheiten und eine Abschlusseinheit. Eine Trainingseinheit soll durchschnittlich bei 34 min liegen. Wenn möglich soll die Trainingsfrequenz zweimal pro Woche nicht unterschreiten.

Module
Das Trainingsprogramm ist in 6 Sitzungen aufgebaut:

1. Sitzung: Emotionsverständnis und -ausdruck (Gefühlsachterbahn)
2. Sitzung: Situationsselektion und -modifikation (Gefühlslenkrad)
3. Sitzung: Aufmerksamkeitslenkung (Gefühlsscheinwerfer)
4. Sitzung: Kognitive Veränderung (Gefühlsbrille)
5. Sitzung: Reaktionsmodulation (Gefühlsaufheller)
6. Sitzung: Emotionsbezogenes Problemlösen (Gefühlsampel)

Teilnehmerzahl
Das Training hat sich mit 8 Kindern in einer Kleingruppe bewährt.

Materialien
Ein Teil der Materialien befindet sich als PDF-Dateien auf einer CD-ROM. Diese können ausgedruckt werden. Zusätzliche Spielmaterialien, die benötigt werden, können für 418,- Euro bestellt werden. Allerdings kann man auch mit einem kleineren Budget, die Materialien zusammengestellen.

5.3.3   Lupo aus dem All – 1. und 2. Klasse

Lupo aus dem All ist ein Präventionsprogramm für die 1. und 2. Klasse, zum Trainieren von emotionalen Kompetenzen. Von November 2006 bis November 2007 wurde eine randomisierte Studie an 13 Kölner Grundschulen mit 558 Kindern aus 19 Klassen durchgeführt. Die Anzahl der Kinder wurde in etwa gleich große

Experimental- und Kontrollgruppen aufgeteilt. Die Experimentalgruppe erhielt ein Jahr lang das Förderprogramm, die Kontrollgruppe blieb untrainiert. Die Studie wurde als Prä-Post-Test Designs mit einem sechs Monate Follow-Up durchgeführt. Ob es sich um eine sachgerechte und doppelverblindete Studie gehandelt hat, geht aus dem Manual nicht hervor. Deshalb erhält die Studie einen Jadad Score von -1 Punkt.

Ziele des Trainings
Ziel des Trainings ist die frühzeitige Förderung von sozialen und emotionalen Basiskompetenzen. Es soll „unangemessenes" Verhalten entgegenwirken und Lernvorrausetzungen optimieren.

Sitzungsdauer und –häufigkeit
Der Lehrer soll mit der ganzen Klasse in einem Zeitraum von vier bis sechs Monaten in 30 h à 60 min zweimal wöchentlich das Präventionsprogramm durchführen.

Module
Das Präventionsprogramm ist in 3 Bausteine aufgebaut:

1. Baustein: Grundlagentraining (Stunde 1–12)
2. Baustein: Emotionsregulationstraining (Stunde 13–17)
3. Baustein: Transfer- und Problemlösetraining (Stunde 18–30)

Materialien
Das Präventionsprogramm kostet inklusive aller Materialien 124,- Euro. Auf der beiliegenden CD-ROM befinden sich die Kopiervorlagen, Musikstücke und Bildergeschichten. Die Handpuppe „Lupo" kann für 60,- Euro extra bestellt werden.

5.3.4 Emotionstraining in der Schule

Das Emotionstraining für die Schule ist für Kinder beiderlei Geschlechts im Alter von 10–13 Jahren entwickelt. Das Programm hat kein eigenes Kapitel: Evaluation. Lediglich im Vorwort wird darauf hingewiesen, dass die „Erprobungen" 2014 und Wirksamkeitsstudien 2015 in Niedersachsen und Bremen stattgefunden haben. Die Ergebnisse sollten zeitnah 2016 veröffentlich werden, sind aber in dieser Druckvorlage von 2016 nicht eingearbeitet worden. Unter: Researchgate (Petermann und Petermann 2016) ist eine Stichprobe mit 543 Kindern aufgeführt.

Die als randomisierte Wartekontrollgruppe angelegt ist. Ob es sich um eine sachgerechte und doppelverblindete Studie gehandelt hat, geht aus dem Report nicht
hervor. Deshalb erhält die Studie einen Jadad Score von -1 Punkt.

Ziele des Trainings
Das Programm soll die „vier globalen" Kompetenzen: Emotionsbewusstsein,
Emotionsverständnis, Empathie und Emotionsregulation trainieren.

Sitzungsdauer und –häufigkeit
Das Emotionstraining besteht aus elf Sitzungen à 90 min Das Training soll einen
festen Platz im Stundenplan des Schulalltags haben.

Module
Alle 11 Sitzungen sind nach folgenden Schemata aufgebaut:

1. Einführungsphase:Begrüßung (5 min)
   Tonübung (10 Minuten)
2. Arbeitsphase: Unterscheidet sich von Sitzung zu Sitzung (50 min)
3. Reflexionsphase: Besprechung der aktuellen Hausaufgabe (5 min)
   Verteilung der zukünftigen Hausaufgabe (5 Minuten)
   Gefühlsquiz (15 Minuten)

Fazit
Die o.g. Trainingsprogramme sollen zum größten Teil durch Pädagogen und/oder
Klassenlehrer durchgeführt werden. Das ist kritisch zu betrachten. Können wir den
Lehren und Pädagogen zumuten, während ihrer Lehrzeit, die eh knapp bemessen ist,
sich noch extra in Therapieprogramme einzuarbeiten und diese dann mit den Schü-
lern zu trainieren? Ist es deren Aufgabe, sich in die Krankheitsbilder einzuarbeiten?
Das Erkennen von Krankheitsbildern und deren Therapie gehört normalerweise
in den medizinischen Bereich. Wenn einige Autoren der Auffassung sind, dass
ein emotionales oder soziales Kompetenztraining in eine Klasse gehört; als s.g.
Präventionsprogramm; dann stellt sich doch hier eine andere Frage: Ist das Erziehungssystem der Eltern mittlerweile so schwach geworden, dass ganze Klassen
trainiert werden müssen? Die nächste Frage, die sich daraus ergibt ist: Warum ist das
sozio-emotionale Erziehungssystem der Eltern so schwach geworden, dass ganze
Klassen trainiert werden müssen? Wenn wir die ganze Klasse trainieren, stellen wir
dann damit die sozio-emotionale Kompetenz aller Eltern infrage? Das kann nicht
der richtige Weg sein. Sicherlich gibt es Stadtteile wie in Duisburg wo nur rund 8 %
der Kinder fehlerfrei Deutsch sprechen oder in Hamburg-Billerbrook, wo 98,2 %

ausländische Kinder in den Klassen sitzen und Deutsch als Fremdsprache gelehrt wird. Gerade Sprache dient dazu, Emotionen zu verstehen und diese adäquat zu artikulieren. Aber dieser Ansatz ist ein systemisches Problem. Es wurde versäumt den sprachschwachen Mitbürgern die deutsche Sprache zu vermitteln und diese mit einer Staatsprüfung abzunehmen. Sprache bildet die Grundlage des Verstehens miteinander, übereinander und voneinander. Wer u. a. die Sprache beherrscht, ist auch in der Lage seine Emotionen klar zu artikulieren.

Ein emotionales Training kann also nur den höchsten Effekt haben, wenn zum einen emotionale „Sprache" verstanden wird und zum anderen Emotionen dort trainiert werden, wo sie gelernt werden und entstehen. Dies ist zum größten Teil im Elternhaus, bei Pflegeeltern oder bei engen Bezugspersonen. Ein Training mit den Eltern, Pflegeeltern und/oder engen Bezugspersonen im Elternhaus, am Ort des Geschehens sollte immer die höchste Priorität haben. Danach sollte über ein Training in einer Institution nachgedacht werden. Primär sollte unsere Denkrichtung bestimmt sein von: Welche Funktionsauffälligkeit haben wir und woher kommt sie? Wie wirkt sich diese auf die Aktivitäten des täglichen Lebens aus und welche Umweltfaktoren fördern das emotionale Verhalten oder hindern es daran das Potenzial eines Kindes zu entfalten.

Präventionsprogramme machen eine Aussage: Kompetenzen von Eltern, Pflegeeltern und/oder engen Bezugspersonen werden infrage gestellt. Wir sollten eher dahin tendieren, die Eltern als kompetenten Partner mit ins Boot zu holen und ihn beim Auftreten von Barrieren zu unterstützen, diese zu überwinden. Dazu braucht es einen Systemwandel im therapeutischen Denken. Therapie oder Interventionen finden nicht mehr in künstlichen Räumen satt, sondern am Ort des Geschehens.

Formular 1: Narratives Interview

Formular **1**: Narratives Interview

_____	____/____/_____
Patient	Geburtsdatum

_____	____/____/_____	____/____/_____
Versicherungsnummer	Aufnahmedatum	Anamnesedatum

Narratives Interview:

_____

_____

_____

_____

_____

_____

_____

_____

Formular 2: Adaptierter COPM-Bogen Emotionale Kompetenzen

Formular 2: Adaptierter COPM-Bogen Emotionale Kompetenzen

_____	___/___/_____
Patient	Geburtsdatum

_____	___/___/_____	___/___/_____
Diagnose	Aufnahmedatum	Anamnesedatum

Emotionales Verhalten bei Aktivitäten und Partizipation (d1-d10)

d1 Lernen und Wissensanwendung
(Bewusste sinnliche Wahrnehmung, Elementares Lernen, Wissensanwendung)

Wie wichtig?

_____ ☐

_____ ☐

_____ ☐

d2 Allgemeine Aufgaben und Anforderungen
(Einzel- Mehrfachaufgaben, tägliche Routine, Resilienz)

_____   ☐

_____   ☐

_____   ☐

d3 Kommunikation
(Kommunikation als Sender, Konversation, Gebrauch von Kommunikationsgeräten)

_____   ☐

_____   ☐

_____   ☐

d4 Mobilität
(Körperpositionen, Gegenstände handhaben, Gehen, Transportmittel)

_____   ☐

_____   ☐

_____   ☐

d5 Selbstversorgung
(Waschen, Körper pflegen, Toilette, Kleiden, Essen, Trinken, Gesundheit achten)

_____   ☐

_____   ☐

_____   ☐

d6 Häusliches Leben
(Beschaffung von Lebensnotwendigkeiten, Haushaltsaufgaben, Haushaltgegenstände pflegen)

_____   ☐

_____   ☐

_____   ☐

d7 Interpersonelle Interaktionen und Beziehungen
(Interpersonelle Interaktionen und Beziehungen)

_____   ☐

_____   ☐

_____   ☐

d8 Bedeutende Lebensbereiche
(Erziehung/Bildung, Arbeit/Beschäftigung, Wirtschaftliches Leben

_____ ☐

_____ ☐

_____ ☐

d9 Gemeinschafts-, soziales und staatsbürgerliches Leben
(Gemeinschaftsleben, Erholung/Freizeit, Religion, Politische Leben, Staatbürgerschaft)

_____ ☐

_____ ☐

_____ ☐

d10 Sonstiges:

_____ ☐

_____ ☐

_____ ☐

Ziele in der Therapie:

1.
2.
3.
4.
5.

	Vor Intervention		Nach Intervention				
	Perf.	Zufr.	Perf.	Zufr.	DiffP.	DiffZ.	B.
1.							
2.							
3.							
4.							
5.							

Durchschnitt

Datum: Erst- und Zweiterhebung:

Bewertungsskala vor der Therapie:

Performativität (d1-d9)	Wie wichtig ist es Ihnen die Tätigkeit wiederaufzunehmen?	1 = unwichtig	10 = sehr wichtig
Performanz (Therapieziele)	Wie gut können Sie diese Tätigkeit im Moment ausführen?	1 = nicht gut	10 = sehr gut
Zufriedenheit	Wie zufrieden sind Sie mit der Ausführung dieser Tätigkeit?	1 = nicht zufrieden	10 = sehr zufrieden

Bewertungsskala nach der Intervention:

Performanz (Evaluation)	Wie gut können Sie diese Tätigkeit jetzt ausführen?	1 = nicht gut	10 = sehr gut
Zufriedenheit (Evaluation)	Wie zufrieden sind Sie mit der Ausführung dieser Tätigkeit jetzt?	1 = nicht zufrieden	10 = sehr zufrieden

Formular 3: Fragebogen

Emotionen bei Trennungen	Ja	Nein
1a. Hat Ihr Kind Furcht, wenn Sie weggehen?		
1b. Hat Ihr Kind Furcht; wenn Sie weggehen; dass Sie nicht wieder kommen könnten?		
1c. Hat Ihr Kind Furcht; wenn Sie weggehen; das es Sie nie wieder sieht?		
2. Hat Ihr Kind Furcht, dass es verloren, gekidnappt, ins Krankenhaus oder getötet werden könnte?		
3. Hat Ihr Kind eine andauernde Abneigung oder verweigert es auch den Kindergarten oder die Schule zu besuchen aus Angst vor Trennung?		
4a. Hat Ihr Kind eine anhaltende Abneigung oder Weigerung schlafen zu gehen, ohne dass Sie in der Nähe sind?		
4b. Steht Ihr Kind häufig auf in der Nacht, um Ihre Anwesenheit zu überprüfen oder bei Ihnen zu schlafen?		
4c. Hat ihr Kind eine anhaltende Abneigung oder weigert es sich auswärts zu schlafen?		

© Der/die Herausgeber bzw. der/die Autor(en), exklusiv lizenziert durch Springer Fachmedien Wiesbaden GmbH, ein Teil von Springer Nature 2021
A. Leschnik, *Emotionale Kompetenzen*, essentials,
https://doi.org/10.1007/978-3-658-34567-9

5. Hat Ihr Kind eine anhaltende, unangemessene Angst davor, allein oder tagsüber ohne Sie zu Hause zu bleiben?

6. Hat Ihr Kind Alpträume zu Trennungsthemen?

7. Treten bei Ihrem Kind immer wieder Symptome wie: Übelkeit, Bauchschmerzen, Kopfschmerzen oder erbrechen auf, wenn Sie sich trennen oder das Kind das Haus wegen Kiga/Schule verlassen muss?

8. Zeigt Ihr Kind während oder unmittelbar nach der Trennung von Ihnen: Angst, Schreien, Wutausbrüche, eine anhaltende Weigerung von zu Hause wegzugehen, ein intensives Bedürfnis zu reden, nach Hause zurückzukehren, Unglücklich sein, Apathie oder sozialen Rückzug?

Emotion: Angst

	Ja	Nein
1. Hat Ihr Kind eine anhaltende oder wiederkehrende Angst, die übermäßig ausgeprägt ist und soziale Beziehungen beeinträchtigt?		

Emotionen bei sozialen Interaktionen

	Ja	Nein
1. Hat Ihr Kind eine anhaltende Ängstlichkeit in sozialen Situationen, wenn es auf fremde Personen oder Gleichaltrige trifft?		
2. Reagiert Ihr Kind befangen, verlegen oder mit übertriebener Sorge Fremden gegenüber?		
3. Zeigt Ihr Kind in neuen oder erzwungenen sozialen Situationen ein deutliches Leiden und nicht glücklich sein mit: Weinen, Schweigen oder Rückzug aus der Situation?		
4. Hat Ihr Kind befriedigende Beziehungen zu Familienmitgliedern oder Gleichaltrigen?		

Emotionen bei Geschwisterrivalität

	Ja	Nein
1. Hat Ihr Kind auffällige, intensive Gefühle gegenüber einem jüngeren Geschwisterkind.		
2. Hat Ihr Kind Wutausbrüche, Verstimmungen, Schlafstörungen, oppositionelles oder Aufmerksamkeit suchendes Verhalten gegenüber einem oder beider Elternteile?		

Emotionen bei generalisierter Angst

	Ja	Nein
1. Hat Ihr Kind Ängste und Sorgen über Arbeits- und Schulpflichten?		
2. Hat Ihr Kind Schwierigkeiten die Sorgen zu kontrollieren?		
3a. Ist Ihr Kind ruhelos, überdreht oder nervös, mit der Schwierigkeit sich zu entspannen?		
3b. Ist Ihr Kind müde oder erschöpft durch die Ängste und Sorgen?		
3c. Hat Ihr Kind Konzentrationsschwierigkeiten oder das Gefühl der Kopf sei leer?		
3d. Ist ihr Kind reizbar?		
3e. Hat Ihr Kind Muskelverspannungen?		
3f. Hat Ihr Kind Ein- oder Durchschlafstörungen oder einen unruhigen oder schlechten Schlaf?		

Mit welchen Gefühlen reagiert Ihr Kind auf Trennung?

_____

Mit welchen Gefühlen reagiert Ihr Kind bei sozialen Interaktion die nicht funktionieren?

_____

Mit welchen Gefühlen reagiert Ihr Kind bei einer Geschwisterrivalität?

_____

Mit welchen Gefühlen reagiert Ihr Kind bei Misserfolgen?

_____

Mit welchen Gefühlen reagiert Ihr Kind auf Grenzsetzungen?

_____

Mit welchen Gefühlen reagiert Ihr Kind auf Sanktionen oder Verbote?

_____

Was Sie aus diesem *essential* mitnehmen können

1. Die theoretischen Grundlagen und Entwicklungsstufen zur emotionalen Entwicklung von Kindern und Jugendlichen
2. Das emotionales Verhalten durch multiple Faktoren beeinflusst wird
3. Das das hypothetisch-deduktive Clinical Reasoning sehr gut für den Aufbau einer therapeutischen Diagnose für emotionale Störungen anwendbar ist. Vor allem in den Bereichen: Funktion, Parizipation und den Einfluss von Umweltfaktoren.
4. Die therapeutische Diagnose bietet zugleich ausreichende Interventionsmöglichkeiten um emotionales Verhalten bei Eltern, Kinder und Jugendliche zu trainieren.

Literatur

American Psychiatric Association. (2018). *Diagnostisches und Statistisches Manual Psychischer Störungen DSM-5*. Hogrefe.

Babtiste, S., Carswell, A., Law, M., McColl, M. A., Polatajko, H., & Pollock, N. (2020). *COPM Canadan occupational performance measure*. Schulz Kirchner.

Badura, B., & Siegrist, J. (2020). *Evaluation im Gesundheitswesen*. Juventa.

Barnow, S., Reinelt, E., & Sauer, S. (2026). *Emotionsregulation: Manual und Materialien für Trainer und Therapeuten*. Springer.

Beanamy, B. C. (1996). *Developing critical reasoning skills: Strategies for the occupational therapists*. Therapy Skill Builders.

Beauchamp, T. L., & Childress, J. F. (2012). *Principles of biomedical ethics*. Oxford.

Benesch, M., & Raab-Steiner, E. (2012). *Der Fragebogen*. Facultas.

Berdelmann, K., Dinkelaker, J., & Reh, S. (2015). *Aufmerksamkeit*. Springer.

Bierbaumer, N., & Schmidt, R. F. (2003). *Biologische Psychologie*. Springer.

Bickenbach, J., Cieza, A., Rauch, A., & Stucki, G. (2012). *Die ICF Core Sets: Manual für die klinische Anwendung*. Huber.

Bucher, P. O., & Rentsch, H. P. (2006). *ICF in der Rehabilitation*. Schulz Kirchner.

Bundestag. (2019). Situation des Kinderpflegewesens. https://dip21.bundestag.de/dip21/btd/19/095/1909599.pdf. Zugegriffen: 26. Apr. 2020.

Büttner, G., & Schmidt-Atzert, L. (2004). *Diagnostik von Konzentration und Aufmerksamkeit*. Hogrefe.

Cowen, A. S., & Keltner, D. (2017). 27 verschiedene Kategorien von Emotionen. https://bsil.berkeley.edu/publication/. Zugegriffen: 26. Apr. 2021.

DAK. (2019). Kinder- und Jugendreport 2019. https://www.dak.de/dak/download/dak-kinder--und-jugendreport-2019-2168336.pdf. Zugegriffen: 26. Apr. 2021.

Denham, S. A., Bassett, H. H., & Wyatt, T. (2007). The socialization of emotional competence. https://www.researchgate.net/publication/232535707_The_Socialization_of_Emotional_Competence. Zugegriffen: 26. Apr. 2021.

Deutsch, G., & Springer, S. P. (1989). *Links- Rechts- Gehirn*. Spektrum.

DIMDI. (2010). Basiswissen Kodieren. https://www.dimdi.de/static/.downloads/deutsch/basiswissen-kodieren-2010.pdf. Zugegriffen: 26. Apr. 2021.

Döpfner, M., & Dorten, A. G. (2017). *Diagnostik-System für psychische Störungen nach ICD-10 und DSM-5 für Kinder und Jugendliche (DISYPS-III)*. Hogrefe.

Dunn, J., Brown, J., & Beardsall, L. (1991). Family talk about feeling states and children's later understanding of other' emotions. https://psycnet.apa.org/record/1991-23887-001. Zugegriffen: 26. Apr. 2021.

Esser, E., Hill, P. B., & Schnell, R. (2013). *Methoden der empirischen Sozialforschung*. Oldenbourg.

Esser, G., & Petermann, F. (2010). *Entwicklungsdiagnostik*. Hogrefe.

Etrich, K. U. (2000). *Entwicklungsdiagnostik im Vorschulalter: Grundlagen- Verfahren Neuentwicklungen- Screenings*. Hogrefe.

Faust, V. (2016). Dissoziales Verhalten im Kinder- und Jugendalter. Arbeitsgemeinschaft psycho soziale Gesundheit. http://www.psychosoziale-gesundheit.net/pdf/faust1_kiju.pdf. Zugegriffen: 26. Apr. 2021.

Feiler, M. (2019). *Professionelle und klinisches Reasoning in der Ergotherapie*. Thieme.

Franke, A. (2008). *Modelle von Gesundheit und Krankheit*. Huber.

Frotscher, M., & Kahle, W. (2018). *Taschenatlas Anatomie Band 3: Nervensystem und Sinnesorgane*. Thieme.

Fuiko, R. (2003). Entwicklungspsychologische Beurteilung von Kleinkindern. Dissertation, Wien.

George, S. (2012). *Praxishandbuch COPM*. Schulz- Kirchner.

Goldbeck, L., Fegert, J. M., & Ziegenhain, U. (2013). *Traumatisierte Kinder und Jugendliche in Deutschland*. Beltz.

Gottman, J. M., Katz, L. F., & Hooven, C. (1996). Parental metaemotion philosophy and the emotional life of families: Theroretical models and preliminary data. https://www.researchgate.net/publication/232602696_Parental_Meta-Emotion_Philosophy_and_the_Emotional_Life_of_Families_Theoretical_Models_and_Preliminary_Data. Zugegriffen: 26. Apr. 2021.

Greenhalgh, T. (2016). *Einführung in die Evidence-based Medicine*. Huber.

Grob, A., & Smolenski, C. (2020). *FEEL-KJ. Fragebogen zur Erhebung der Emotionsregulation bei Kindern und Jugendlichen*. Hogrefe.

Gross, J. J., & Thompson, R. A. (2007). Emotion regulation: Conceptual foundations. https://www.researchgate.net/publication/303248970_Emotion_Regulation_Conceptual_Foundations. Zugegriffen: 26. Apr. 2021.

Handgraf, M., Klemme, B., & Nauerth, A. (1996). *Entwicklung eines Prüfinstruments zum „Clinical Reasoning" in der Physiotherapie*. Hogrefe.

Havinghurst, S., & Harley, A. (2010). Tuning in to kids: Emotionally intelligent parenting. http://www.resourcingparents.nsw.gov.au/Assets/Event/Documents/2073_document1.pdf. Zugegriffen: 26. Apr. 2021.

Hedenigg, S., & Henze, G. (2013). *Ethik im Gesundheitssystem*. Kohlhammer.

Heinrichs, N., Lohaus, A., & Maxwill, J. (2017). *Emotionsregulationstraining (ERT) für Kinder im Grundschulalter*. Hogrefe.

Herpertz, S. (2001). *Impulsivität und Persönlichkeit*. Kohlhammer.

Heubrock, D., & Petermann, F. (2001). *Aufmerksamkeitsdiagnostik*. Hogrefe.

Heubrock, D., & Petermann, F. (2000). *Lehrbuch der Klinischen Psychologie*. Hogrefe.

Higgs, J., & Jones, M. A. (2008). *Clinical reasoning in the health professions*. Butterworth Heinemann.

Hillebrand, C., Hennemann, T., Hens, S., & Hövel, D. (2018). *Lupo aus dem All. 1. und 2. Klasse: Programm zur Förderung sozial-emotionaler Kompetenzen*. Reinhardt.

Hollenweger, J., & Kraus de Carmargo, O. (2013). *ICF-CY: Internationale Klassifikation der Funktionsfähigkeit, Behinderung und Gesundheit bei Kindern und Jugendlichen.* Huber.

Jackson, C. (1999). *Testen und getestet werden.* Huber.

Janke, B. (2007). Entwicklung von Emotionen. In M. Hasselhorn & W. Schneider (Hrsg.), *Handbuch der Entwicklungspsychologie* (S. 347–358). Hogrefe.

Janke, B. (2002). *Entwicklung des Emotionswissens bei Kindern.* Hogrefe.

Jansen, F., & Streit, U. (1992). *Eltern als Therapeuten.* Springer.

Jessell, T. M., Kandel, E. R., & Schwartz, J. H. (1996). *Neurowissenschaften.* Spektrum.

Kallus, K. W. (2010). *Erstellen von Fragebogen.* Falcultas.

Kanning, U. P. (2009). *Diagnostik sozialer Kompetenzen.* Hogrefe.

Kienbacher, C., & Zesch, H. E. (2012). Therapie der Störungen des Sozialverhaltens. Fachzeitschrift für Neuorologie und Psychiatrie. https://studylibde.com/doc/1450249/therapie-der-st%C3%B6rungen-des-sozialverhaltens. Zugegriffen: 26. Apr. 2021.

Klemme, B., & Siegmann, S. (2014). *Clinical Reasoning.* Thieme.

Klemperer, D. (2020). *Sozialmedizin – Public Health.* Huber.

Klinkhammer, J., & van Salisch, M. (2015). *Emotionale Kompetenz bei Kindern und Jugendlichen. Entwicklung und Folgen.* Kohlhammer.

Krummenacher, J., Müller, H. J., & Schuber, T. (2015). *Aufmerksamkeit und Handlungssteuerung.* Springer.

Leistner, H. H. (2019). *Kommunikation im Gesundheitswesen.* Springer.

Lewis, M. (2007). Emotional competence and developmental. https://www.researchgate.net/publication/227151126_Emotional_Competence_and_Development. Zugegriffen: 26. Apr. 2021.

Lewis, M., & Haviland-Jones, J. M. (2018). *Handbook of emotions.* Guilford.

Lienert, G., & Raatz, U. (1998). *Testaufbau und Testanalyse.* Beltz.

Mangold, S. (2013). *Evidenzbasiertes Arbeiten in der Physio- und Ergotherapie.* Springer.

Margraf-Stikrud, J. (2003). *Entwicklungsdiagnostik.* Huber.

Meichenbaum, D. (2012). *Intervention bei Stress: Anwendung und Wirkung des Stressimpfungstrainings.* Hogrefe.

Meyer, W. U., Reisenzein, R., & Schützwohl, A. (2001). *Einführung in die Emotionspsychologie. Band I: Emotionstheorien von Watson, James und Schachtner.* Huber.

Meyer, W. U., Reisenzein, R., & Schützwohl, A. (2008). *Einführung in die Emotionspsychologie. Band II: Evolutionspsychologische Emotionstheorie.* Huber.

Meyer, W. U., Reisenzein, R., & Schützwohl, A. (2008). *Einführung in die Emotionspsychologie. Band III: Kognitive Emotionstheorien.* Huber.

Meyer, A. H. (2004). *Kodieren mit der ICF: Klassifizieren oder Abklassifizieren.* Winter.

Morris, A. S., Silk, J. S., Steinberg, L., Myers, S. S., & Robinson, L. R. (2007). The role oft he familiy context in the developmental of emotion regulation. https://www.researchgate.net/figure/The-Tripartite-model-of-family-impact-on-chi ldrens-emotion-regulation-and-adjustment_fig1_259743169. Zugegriffen: 26. Apr. 2021.

Netter, F. H. (1987). *Nervensystem I und II.* Thieme.

Neumann, O., & Sanders, A. F. (1998). *Enzyklopädie der Psychologie.* Hogrefe.

Neurologen im Netz. (2020). https://www.neurologen-und-psychiater-im-netz.org/kinder-jug end-psychiatrie/erkrankungen/aufmerksamkeitsdefizit-hyperaktivitaets-stoerung-adhs/ursachen/. Zugegriffen: 26. Apr. 2021.

Otterpohl, N., Buchenau, K., Havighurst, S., & Stiensmeier, J. (2020). Tuning in to Kids: Ein Elterntraining zur Förderung der Emotionssozialisation im Vorschulalter. https://www.res earchgate.net/publication/338322620. Zugegriffen: 26. Apr. 2021.

Otterpohl, N., Buchenau, K., Havighurst, S., & Stiensmeier, J. (2016). Wenn Kinder die Wut packt: Wie Kinder lernen mit ihren Emotionen umzugehen. https://de.in-mind.org/article/ wenn-kinder-die-wut-packt-wie-kinder-lernen-mit-ihren-emotionen-umzugehen?page= 3&gclid=EAIaIQobChMIy47Yovre7gIVl4XVCh1pSwXREAAYAiAAEgI6i_D_BwE. Zugegriffen: 26. Apr. 2021.

Petermann, F. (1998). *Methodische Grundlagen der Entwicklungspsychologie*. Psychologie Union.

Petermann, F., & Gust, N. (2016). *Emotionale Kompetenz im Vorschulalter fördern. Das EMK-Förderprogramm*. Hogrefe.

Petermann, F., & Gust, N. (2016). *EMK 3–6. Inventar zur Erfassung emotionaler Kompetenzen bei Drei- bis Sechsjährigen*. Hogrefe.

Petermann, F., Petermann, U., & Nitkowski, D. (2016). *Emotionstraining in der Schule. Ein Programm zur Förderung der emotionalen Kompetenz*. Hogrefe.

Petermann, F., & Petermann, U. J. (2016). Emotionstraining in der Schule. https://www.res earchgate.net/publication/301262564_Emotionstraining_in_der_Schule. Zugegriffen: 26. Apr. 2021.

Petermann, F., & Rudinger, G. (2002). *Quantitative und qualitative Methoden in der Entwicklung Psychologie*. Psychologie Union.

Petermann, F., & Macha, T. (2003). *Elternfragebögen zur ergänzenden Entwicklungsbeurteilung bei den Kinderärztlichen Vorsorgeuntersuchungen U6 bis U9*. Swets & Zeitlinger.

Petermann, F., & Macha, T. (2005). *Psychologische Tests für Kinderärzte*. Hogrefe.

Petermann, F., & Macha, T. (2008). *Entwicklungsdiagnostik*. Hogrefe.

Petermann, F., & Wiedebusch, S. (2016). *Emotionale Kompetenz bei Kindern*. Hogrefe.

Poustka, F., Remschmidt, H., & Schmidt, M. (2017). *Multiaxiales Klassifikationsschema für psychische Störungen des Kindes- und Jugendalters nach ICD-10*. Hogrefe.

Przyborski, A., & Wohlrab-Sahr, M. (2014). *Qualitative Sozialforschung*. Oldenbourg.

Pschyrembel, W. (2017). *Klinisches Wörterbuch*. de Gruyter.

Rindermann, H. (2009). *Emotionale-Kompetenz-Fragebogen (EKF)*. Hogrefe.

Rogge, J. U. (2008). *Kinder brauchen Grenzen*. Weltbild.

Russel, J. A. (1989). Culture, scripts, and children's understanding of emotion. https://psy cnet.apa.org/record/1989-98399-011. Zugegriffen: 26. Apr. 2021.

Schuntermann, M. F. (2018). *Einführung in die ICF*. Ecomed.

Statista. (2018). Anzahl der Kinder unter 14 Jahre. https://de.statista.com/statistik/daten/ studie/1253/umfrage/anzahl-der-kinder-bis-14-jahre-indeutschland-seit-dem-jahr-1950/. Zugegriffen: 26. Apr. 2021.

Statista. (2017). Prävalenz ausgewählter Formen emotionaler Störungen des Kindesalter unter Kindern und Jugendlichen in Deutschland 2017. https://de.statista.com/statistik/daten/ studie/1085657/umfrage/praevalenz-emotionaler-stoerungen-des-kindesalters-unter-kin dern-undjugendlichen/#:~:text=Im%20Jahr%202017%20belief%20sich,5%2C3%20E rkrankungen%20je%201.000. Zugegriffen: 26. Apr. 2021.

Stich, H. (2009). Teilleistungsstörungen bei Einschulkindern. Kinder- und Jugendmedizin.

Strayer, J. (1986). Children's attributions regrading the situational determinants in self and others. https://psycnet.apa.org/record/1987-03797-001. Zugegriffen: 26. Apr. 2021.

Sturm, W. (2005). *Aufmerksamkeitsstörungen*. Hogrefe.

Thierstein, C. (1999). *Unruhige, unkonzentrierte und auffällige Kinder im Alltag POS, ADS und HKS*. Haupt.

Vester, F. (1998). *Denken, Lernen, Vergessen*. Dtv.

Von Gontard, A. (2019). *DC:0–5: Diagnostische Klassifikation seelischer Gesundheit und Entwicklungsstörungen der frühen Kindheit*. Kohlhammer.

Weinberger, S. (2013). *Klientenzentrierte Gesprächsführung*. Beltz-Juventa.

Zentrale Ethikkommission. (2019). Stellungnahmen der ZEKO. https://www.zentrale-ethikk ommission.de/stellungnahmen/. Zugegriffen: 26. Apr. 2021.

Zimmermann, P., & Iwanski, A. (2014). Bindung und Autonomie im Jugendalter. In K. H. Britsch (Hrsg.), *Bindung und Jugend: Individualität, Gruppen und Autonomie*. Klett-Cotta.

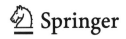
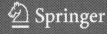

{essentials{

Andreas Leschnik

Sozialverhalten

Grundlagen, Clinical Reasoning
und Intervention im Kindes- und
Jugendalter

Springer

Printed in the United States
by Baker & Taylor Publisher Services